EL MUNDO DADO LA VUELTA EN 80 DIAS

JULIO ANDRADE LARREA

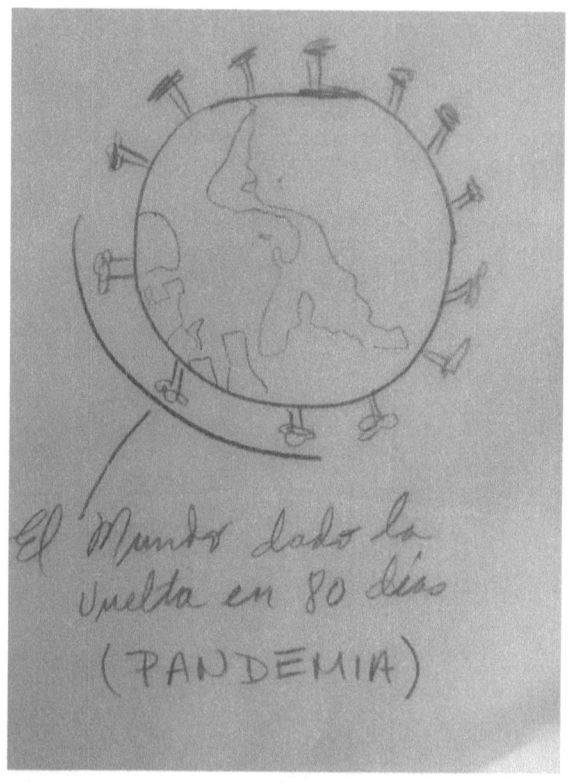

El Mundo dado la vuelta en 80 días

(PANDEMIA)

QUITO ECUADOR
JUNIO 2020

Prólogo

Este es un testimonio de tantos que habrá, de cómo yo, uno de los 7500 millones de habitantes de nuestro planeta tierra, he tenido que enfrentar y vivir una pandemia, para la cual poco o nada he estado preparado y como la viví, en mi propio mundo y entorno. Si hay algo que ha hecho que los seres humanos nos hayamos sentido por primera vez iguales, ha sido este virus, que no ha distinguido entre ciudadanos del mundo. Pobres o ricos , blancos o negros, amarillos o cobrizos , cristianos, musulmanes, judíos o ateos, cultos o incultos, altos o bajos, gordos o flacos, jóvenes o viejos, hombres o mujeres, del mar o las montañas etc. A todos nos ha afectado por igual y a todos nos ha llevado a vivir días de angustia, desolación, dolor, miedo e incluso terror ante una situación tan inesperada y tan poco comprendida. ¿ Cómo vamos a vivir luego de que todo esto termine? Si es que termina.. ¿Cómo va a cambiar nuestro estilo de vida de aquí en adelante? Las respuestas no dejan de llevarnos a una incertidumbre propia de una situación postraumática.

Mi nombre es Julio y soy el protagonista de esta historia. Tengo 54 años y no he podido experimentar en toda mi vida, nada tan amenazante ni sobrecogedor como lo que estamos pasando. Ahora logro entender en algo, las experiencias vividas por personas de otras generaciones que pasaron guerras, desastres naturales, incluso pandemias que les obligaron a aprender a ser resilientes. A sobreponerse a las adversidades. A tener fe en la capacidad del ser humano de reconstruir su mundo y a tratar de ser mejores y de hacer de él un hogar mejor para toda la humanidad. No estoy muy seguro de que los seres humanos hayamos aprendido con el paso de los siglos a serlo, y de haber enfrentado circunstancias desastrosas como la actual, a ser mejores. Y eso me da mucha pena. Es que acaso, luego de las innumerables guerras fratricidas, de los innumerables desastres naturales , de tantas revoluciones y tantos enfrentamientos ideológicos, hemos dejado de enfrentarnos los unos a los otros? ¿Hemos dejado el odio racial, religioso o social ? Creo que no. Ahora que en estos 80 días de cuarentena, en los que hemos visto cómo el mundo prácticamente se ha dado la vuelta y que nada va a ser igual de aquí en adelante, quisiera ser optimista y pensar que, como he aprendido en este encierro, lo único que cuenta en esta vida, lo único que vale, es el amor de tus seres queridos. Lo demás no importa. La soledad, el frío, el hambre, la desesperación de que todo vuelva a la normalidad, solo los he podido superar gracias al amor de mi esposa , mi hija y mis seres queridos.

Como médico, he tenido que enfrentar en primera fila a este virus y la verdad no ha sido fácil. La angustia del paciente que no puede respirar. Su falta de aire, su sufrimiento al saber que puede morir. El altísimo riesgo de contagiarme solo por el hecho de respirar el mismo aire o por tener que intervenir en su vía aérea. Las angustiantes condiciones de trabajo junto al paciente, vestido con innumerables trajes, mascarillas y protectores que te sofocan y no te dejan respirar, hacen que realmente sea una experiencia poco más que aterradora. Equiparable a la que deben sentir los soldados en el filo de una batalla. Creo que todos los médicos y enfermeras del mundo hemos sido realmente unos héroes en esta guerra y ojalá esto sirva de algo para que los profesionales de la salud recuperemos ese respeto y consideración perdidos en los últimos años hacia nuestra profesión. Que grande es la vocación médica¡¡. Todos nos hemos llenado de un valor propio de unos guerreros valientes y fuertes. Y qué capacidad hemos tenido en apenas 80 días, de leer, entender, aprender, conocer y adaptarnos a esta nueva enfermedad. Me siento realmente orgulloso de ser médico y de haber escogido la Anestesiología como especialidad. Muchos colegas han muerto. Eso mismo sucede en los frentes de batalla y desde ya a ellos va dedicado este libro, que no es de carácter científico sino más bien un testimonio. La historia de cómo un virus volteó al mundo en apenas 80 días que ha durado la cuarentena en mi ciudad ....

En este libro describo lo vivido día a día. Lleno de anécdotas , pensamientos, sueños, pesadillas ,canciones ,alegrías ,tristezas y hasta recetas de cocina ....

Noche vieja

El 31 de diciembre del año 2019 iba a ser un día especial para mí. Luego de dos años de haber ejercido la jefatura del servicio de Anestesiología del hospital, esa noche iba a ser la última como jefe y amanecería al día siguiente como un miembro más del servicio. Fueron dos años muy difíciles pero a la vez muy gratificantes. El poder servir y dirigir a un grupo de profesionales tan valiosos, no podía llenarme más que de orgullo. Dos semanas antes el director médico me había dicho: ¨Es hora de oxigenar el servicio". Y tenía toda la razónjj. Yo la verdad no creo que hubiera podido seguir un día más. La posibilidad de seguir como jefe la había visto como una empresa para la cual me encontraba ya muy desgastado y sin fuerzas para continuar. Había logrado dirigir el servicio siempre guiado por los valores que hacen a un ser humano bueno. Ser justo, prudente, fuerte y templante. Y esto no puede agradar siempre a todos. Las autoridades del hospital exigían mucho de nosotros y nosotros queríamos poner límites a estas exigencias. Me sentía con la conciencia tranquila, dejando el servicio en manos de quien había sido mi subjefe el último año, Manuel.

Al amanecer no podría haberme imaginado que la primera noticia internacional del 1 de enero de este nuevo año 2020 fuera el comunicado de que en una ciudad china WUHAN, que la verdad nadie tenía idea de donde estaba, se habían presentado ya algunos casos de neumonía atribuidos probablemente a un virus, del cual no sospechaban que se pudiera transmitir entre humanos pero que probablemente se originaba en un mercado de animales exóticos y de mariscos de la ciudad. No creo que alguien haya podido dimensionar lo que este comunicado significaría para los días subsiguientes. Apenas diez días después, China informaba de su primer paciente fallecido con esta neumonía probablemente causada por un virus de la familia coronae, transmisible por vía aérea. China inmediatamente dio la voz de alerta y la OMS se demoró hasta fínales de enero para declarar un estado de emergencia sanitario a nivel mundial.

Se empezaron a ver imágenes en la televisión que poco a poco fueron impactando a la comunidad mundial. La ciudad de Wuhan totalmente cerrada. Sus hospitales colapsados con enfermos en diferentes estados de gravedad. Los muertos se contaban por cientos en pocos días. Personas muriendo en la calle y todo su sistema hospitalario en emergencia.

Con ojos y oídos incrédulos nos enterábamos de que China construiría un hospital emergente para pacientes graves con más de 400 camas en tan solo 10 días. Todos comentábamos el enorme poder económico de los chinos y su gran nivel tecnológico para poder hacerlo.

A estas alturas la OMS ya había dado un nombre al virus. Se llamaría COVID 19 es decir Coronavirus disease del año 2019. Claro, apareció en diciembre 2019. Una noticia espeluznante se difundió esos días al mundo. Un doctor chino, oftalmólogo, pocas semanas antes daba la voz de alarma a las autoridades chinas sobre la nueva enfermedad. Estas no le permitieron que siga insistiendo en difundir la alerta. Su nombre: Doctor Li. Todos al poco tiempo nos espantábamos de ver que incluso fue encarcelado por decir la verdad ¡!! Era una enfermedad altamente contagiosa y que requería de una acción inmediata de parte de las autoridades chinas. No logró nada y pocos días después moría en una sala de su propio hospital con falla multiorgánica . Dr. Li un homenaje a su valentía!!!

A fines de enero vino una noticia que conmovió a todo el Ecuador. Había ingresado al hospital Eugenio Espejo un paciente procedente de China con síntomas de neumonía . El pánico enseguida cundió en toda la ciudad y en la comunidad médica. Como era de esperarse, las autoridades se encargaron de desmentir y ocultar todo respecto a este caso y a su estado de salud. Se pedía a la comunidad que no se sigan noticias falsas y alarmistas. El pobre chino murió y se curó varias veces ¡¡ Todos los días se esperaba el resultado de la prueba que se mandó al CDC de Atlanta. Y siempre nos decían: La prueba no está lista. Habían transcurrido veinte días hasta que por fin vino el resultado: simplemente hepatitis B ¡!!! Nadie se lo creyó y pocos días después, el pobre chino, esta vez moría de verdad, lejos de su país. Nunca se sabrá si tuvo o no COVID. Ahora con todo lo que sabemos estamos seguros de que esa prueba fue un falso negativo y que con certeza fue COVID. Bueno, sólo Dios sabe.

Llegó febrero y la OMS se tardó en declarar la pandemia. Creo que temía hacerlo por cuestiones políticas. Los casos empezaron a subir en Corea del Sur, Japón y China donde pasaba ya de 50000 y se acercaba a los 2000 muertos. El pánico empezaba ya a aumentar principalmente en Estados Unidos. Donald Trump minimizó el riesgo. Sería menos que la gripe estacional , para que preocuparse. Su asesor el Dr. Fauci le decía: Hay que iniciar el aislamiento, usar mascarilla, comprar ventiladores. Pero no le creyó . En Europa aparecían los primeros focos en Italia y Alemania. Todos veíamos aterrados lo que sucedía en un crucero frente a Japón. Cientos de turistas contagiados y que no podían desembarcar. Que situación tan trágica¡¡. En Latinoamérica nadie opinaba nada y simplemente la función de los gobiernos era negar la presencia del virus y tranquilizar a la población, dándonos la falsa sensación de seguridad de que aquí no llegaría la enfermedad. Pero poco tiempo después la realidad nos demostraría lo contrario. Bolsonaro, el presidente de Brasil claramente lo dijo: La economía es mas importante que una simple gripesita. Las consecuencias se verían mas tarde: Seríamos el centro de la pandemia .....Brasil principalmente. A mediados de febrero exactamente el día de San Valentín, una mujer de la tercera edad había llegado procedente de Madrid a Guayaquil. Obviamente a visitar a sus familiares como tantos otros inmigrantes ecuatorianos que viven en España. La pobre mujer no se imaginaría nunca que se convertiría en la paciente 0. A los pocos días de llegar a nuestro país, empezaron los síntomas: tos, fiebre, dificultad respiratoria ,etc . Esto no impidió que se dedicara a visitar a sus familiares en Guayaquil, Babahoyo y Santa Elena. La propagación del virus había comenzado y luego de estar hospitalizada en una unidad de terapia intensiva casi por tres semanas, muere, siendo la primera víctima en el Ecuador por COVID 19. Para entonces el país ya tenía algunos casos tanto en Guayaquil como en Quito. Un famoso partido de fútbol, presenciado por cerca de treinta mil personas, ayudaría a que el virus se expandiera a pesar de las advertencias.

La declaración de la emergencia nacional no se hizo esperar y el día 17 de Marzo el gobierno nacional decreta el toque de queda a nivel de todo el país. De carácter obligatorio, iniciándose así una aventura que, ochenta días después, al levantarse la cuarentena total y pasar a la parcial, iniciaríamos lo que los políticos llaman la "nueva normalidad". El mundo no sería ya lo que fue y nunca lo será. Nuestras vidas han cambiado y depende de nosotros sacar lo positivo de este cambio y esperar que todo ser humano haya *aprendido una lección. De nada sirve el poder, la riqueza ,los honores y ni siquiera la sabiduría. Somos frágiles ante la naturaleza y lo único que nos permitirá salir es la unión y solidaridad entre todos los pueblos. Conseguir una vacuna para toda la humanidad o un fármaco que efectivamente detenga al virus. Esa es la clave.*

He aprendido en este corto tiempo, viendo imágenes de todo el mundo, que todos los seres humanos simplemente queremos vivir y ser felices, libres, amar a nuestros seres queridos, trabajar y expresar nuestras ideas, pensamientos, ilusiones e imaginaciones sin limites. Dejar a un lado los problemas que no nos dejaban dormir tranquilamente y que ahora resultan pequeños ante esta tragedia.

DÍA 1.

17 de marzo 2020

Con algo de novelería lo reconozco, empecé el día pensando en lo que podría hacer al estar encerrado en la casa. Como médico tenía un salvoconducto para poder salir e ir al hospital cuando yo quisiera. No iba a ser necesario ya que todas las cirugías programadas se suspendieron. El servicio se reorganizó de tal forma que menos de la mitad del los integrantes teníamos que ir a trabajar. Solo atenderíamos cirugías de emergencia . Prácticamente tenía que ir solamente cada doce días y trabajar tres. Siendo así, me dije a mi mismo : OK, vamos a dividir el día en varias actividades. Supuestamente me levantaría todos los días a las 8:00 h. Genial. Por fin iba a dormir algo más y no tenía que poner el despertador a las 5:30 como estaba acostumbrado. A las 9:00 luego de haberme aseado y desayunado, bajaría al jardín de la casa a recoger los excrementos de la perrita Canela, algo que normalmente lo hacía el empleado que obviamente ya no podía venir a trabajar, y las hojas de los árboles que no dejan de caer. Encontré las herramientas que en la bodega había dejado José . Una pala y un rastrillo. Claro, busqué las ropas más viejas y unos guantes. A las 10:00 luego de haber dejado todo limpio en la bodega y botado las hojas en la quebrada de la calle Manuel Maria, frente a la casa, me dedicaría a seguir un curso online de Portugués . Y ahora, por qué portugués? Bueno, nunca había estudiado portugués. Parecía fácil y así podría entender un poco ese mundo tan diferente de los dueños de más de la mitad de Sudamérica. Luego o sea a las once, decidí chatear con alguien. La situación en Holanda también empezaba a ponerse difícil. Estaban más adelantados que nosotros y ya tenían más de 100 muertos. Nosotros apenas 10. Entonces me comuniqué con Ine, la que era mi hermana durante el año que viví en Hoorn hace ya 37 años. Sus padres todavía viven y eran de altísimo riesgo. Me dió la impresión de que en Holanda lo tomaban un poco relajado. No tan estricto como aquí. Intercambiamos algunas noticias y aproveché para recordar ese holandés que hace mucho tiempo no practicaba. Enseguida bajé a la cocina para ayudarle a María Luisa en la preparación del almuerzo. Teníamos supuestamente la alacena llena porque como ya veíamos venir el toque de queda, María Luisa había comprado docenas de enlatados. No miento si había en la bodega más de 15 latas de atún. Tomate en conserva, arroz precocido, fréjol, fideos ,obviamente galletas, frutos secos, aceites . Tres pisos de anaqueles repletos. Creo que podíamos estar tranquilos. Almorzamos tortillas de quinoa y ensalada y como no comemos carne por la hemocromatosis familiar, un buen café con galletas fue nuestro complemento.

Siempre he hecho una pequeña siesta y este día no sería la excepción. A las 15:00 debía levantarme a leer un libro. Cualquiera. El que encontrara en el librero. Como tantos otros, lo había empezado y nunca terminado de leer. Era el último escrito por Stephen Hawkings antes de morir " Breves respuestas a las grandes preguntas". A las 16:00 debía de bajar a la sala de música a tocar el piano. Sería la oportunidad única de volver a ejercitarme y de recordar. Siempre he disfrutado de tocar el piano. Nunca he logrado tocar ni interpretar de lo mejor. Pero me entretiene y ahora iba a tener muchísimo tiempo. Abrí muchos libros de partituras antiguas y la primera que encontré fue el nocturno en SI bemol mayor de Chopin. Que alegría. Poco a poco lo iba a recordar ...

A las 17:00 mi hija Berni nos había invitado a tomar café con un pedazo de pastel que ella mismo se puso a preparar. Riquísimo. Claro de caja: Red Velvet. Era un gran comienzo.

A las 18:30 tenía que ir a la caminadora. Que gran oportunidad para hacer ejercicio. Con mi música, audífonos y a una correcta velocidad. Me cansé mucho como era de esperarse por la falta de costumbre . A las 19:30 debería hacer algo de meditación. En realidad lo que hice fue sentarme en el filo de mi cama y ponerme a rezar. No lo había hecho desde hace mucho tiempo y estábamos ante algo tan incierto que como todo buen creyente, cuando nos viene el temor, nos acordamos de Dios. Luego de leer un pequeño libro de oraciones que lo tenía guardado en mi velador , me sentí más animado, listo para ir a dormir. María Luisa como siempre, se acostaría más tarde luego de terminar sus trabajos en la computadora, preparando sus clases on line.....

Así terminaba el primer día ... ocupado, entretenido y disfrutando de la compañía y presencia de mi esposa e hija. La verdad, no pudo ser mejor.

DIA 2

Este día volví a bajar al jardín . Ya no a limpiar excrementos sino a sembrar algunas semillas que las tenía guardadas desde hacía tiempo. Es que se te viene a la mente que pronto no tendremos qué comer y entonces : !a sembrar¡¡¡ Tenía tomate, zanahoria, fréjol , maíz , rúcula. Había que buscar un buen lugar y lo encontré, junto al muro que separa mi casa de la del vecino al oriente. No tengo la mas mínima idea de cómo sembrar pero bueno como hace 10000 años. Un hueco en la tierra y ahí va: la semilla y tierra encima . Ahora 80 días después el maíz y el fréjol se han hecho presentes. El resto seguro se comieron los insectos.

De regreso al interior de la casa decidí entrar a la pagina de la OMS para seguir un curso obligatorio del ministerio de Salud sobre el manejo del paciente COVID . Fue simple y todavía con conceptos iniciales. Ya se dejaba en claro cómo evitar la transmisión, con el distanciamiento mayor a 2 metros y el uso de mascarillas. También el lavado de manos por más de 40 segundos. Todo esto sería en definitiva lo que tendremos que hacer de ahora en adelante y por mucho tiempo.

Ya en la tarde y luego del segundo día de "Eu nao falo portugués" me topé con una frase muy bonita que me impactó en el libro de Hawkings y la voy a copiar.:

" Cuando contemplas la tierra desde el espacio
   nos vemos a nosotros mismos como un todo.
   Vemos nuestra unidad y no nuestras divisiones
   Es una imagen simple con un mensaje perfecto:

Un solo planeta, una sola especie humana"
Ahora   tienen   mas   sentido   estas
palabras.........Todos amenazados por lo mismo.
Luego de comer pizza hecha por la Berni y tocar
Czardas , hora de dormir.
Ya vamos 168 casos en Ecuador. Casi 220000 en
todo el mundo.

DIA 3

Primer día de limpieza de la casa. Decidí pasar el
trapeador por toda la casa, obviamente con
desinfectante, cloro y polvax. No me pareció tan
cansado. Nunca había sabido el uso del polvax.
Queda muy limpio y brillante. Cuando era niño mi
madre me pedía que pusiera cera de pisos en su
casa pero primero tenía que rasquetear y luego
pasar la abrillantadora. Eso si era trabajo ......
Me tocó el turno de cocinar. Le llamé a mi madre
para que me aconsejara cómo hacer fritada. Fue
fácil.   Primero en la olla de presión con sal y
pimienta.   Una vez cocinada la carne de cerdo, o
sea, que suene 10 minutos, ponerle en una sartén
honda con ajos enteros y cebolla blanca cortada
en trozos de 4 cm . Hasta que el líquido se seque.
Quedó muy bien y en la manteca que quedó en el
fondo revolví algunas papas cocinadas. No pudo
quedar mejor.

Obviamente las cosas en el mundo han empezado
a empeorar. Italia reporta 5000 casos nuevos en
un día y mas de 3800 muertos . El Ecuador casi
260 casos y ya 4 muertos.

A dormir viendo " La boda de mi abuela " en Netflix. Comedia mexicana 5/10

DIA 4

Me levanté muy temprano preocupado porque no me había dado cuenta que al entrar en la cuarentena nuestros dos autos no tenían prácticamente gasolina . El de María Luisa lo había vendido justamente una semana antes y el nuevo auto le entregarían en esta semana , lo cual ya no sería posible. Pero bueno necesitábamos tener los autos listos para cualquier emergencia. Como los dos son impares y ese día solo podían circular los pares tenía que hacerlo con mucha cautela y evitar tener que dar explicaciones a la policía a pesar de que como médico se suponía que no tendría problema. Desde mi casa el recorrido tomaba casi 10 minutos hasta la gasolinera de la Eloy Alfaro. Tenía que pasar por el parque de Monteserrín , la Academia Cotopaxi y bajar por la calle de las Azucenas hasta la Eloy Alfaro. Primero fui con el KIA y al llegar a la gasolinera solo atendían en una bomba. Eran exactamente las 6 de la mañana y llovía un poco. Tenía que acostumbrarme a tratar de no topar absolutamente nada. Le pagué en efectivo y sin cambio para no tener que firmar nada y "no contaminarme" . Lo llené con los 35 dólares habituales y me ha durado toda la cuarentena.

Regresé a la casa y cogí el Volvo y lo llené igualmente con los 35 habituales. En el camino tanto de ida como de regreso, la verdad no vi un solo auto, ni nadie caminando por las calles . Que sensación mas extraña. Me recordó a esa serie de HISTORY CHANNEL "El mundo sin seres humanos". O algo así . Fue conmovedor.....

Al llegar a la casa decidí no bañarme. Tenía que tomar esa decisión pensando justamente en nuestro mundo. Para qué ducharse todos los días? El ducharme pasando un día sería suficiente. Eso sí, decidí aplicar lo que hace 37 años vi hacer en Holanda. La limpieza diaria con toallas de mano. En esa época me llamó mucho la atención como los europeos cuidaban el agua. Bueno ellos si exageraban un poco. Se duchaban 2 veces por semana ¡¡¡¡ La ducha diaria es invento de los americanos y el perfume de los franceses .....

Pude hacer luego el trámite online para obtener el salvoconducto del ministerio de gobierno. Fue fácil pero innecesario ya que desde un principio me quedó claro que como médico no lo iba a necesitar. Simplemente con presentar mi cédula de identidad y la credencial del hospital donde trabajo, sería suficiente, y con el paso de los días se demostró que así sería.

Este día nuevamente me ofrecí a cocinar . Pollo en Salsa Saté. Esta salsa es de Indonesia y se basa en maní y especias picantes. Es muy fácil de hacer si se tiene mantequilla de maní, ají en polvo, salsa china y una pizca de café. A los pedazos de pollo se les coloca en un pincho y se sirve con la salsa. Un manjar....

He practicado el piano ya tres días y es increíble como la práctica hace que uno recupere las habilidades. Por lo menos ya los dedos los tengo menos atrofiados.

Al acostarme revisé la estadística : Ecuador 467 casos. Me pareció un horror ¡¡Todo apuntaba a que íbamos por el camino de Italia . " Señor Jesús en vos confío" Fueron mis últimos pensamientos antes de dormirme.

DIA 5

Sábado 21 de Marzo

Este día comienza la primavera en el hemisferio norte y el otoño en el sur. Aquí en el Ecuador es el equinoccio . Es decir el sol estaría totalmente perpendicular a la tierra al medio día. Como ya era fin de semana decidí no seguir ningún horario. A media mañana le convencí a María Luisa y a Bernarda de salir al jardín.   Bernarda y yo jugamos algo de pelota, algo con la raqueta de tenis, mientras María Luisa hacía sus ejercicios de Yoga . Fue un día soleado a diferencia del anterior. Este día María Luisa cocinó . Ya era hora ... Fideos tornillo en salsa pomodoro , atún (uno menos) queso gratinado con ensalada de lechuga.   Almorzamos en la terraza de la sala . El sol estaba esplendoroso.

Un día tranquilo . Parece que no hubo demasiados casos nuevos aunque empiezo a creer que quienes dan los datos estadísticos, u ocultan la verdad o tienen un sistema defectuoso. Las dos cosas son posibles en el Ecuador. Casos nuevos: 536 . La situación en Italia se está poniendo muy mala. Sobre todo en el norte, Lombardía. Todos los hospitales colapsados y los muertos empezaban a contarse por miles día a día. Aproveché para hablar con mi amigo Silvio. Parece que no tendrá que enfrentar casos COVID. Él como cirujano del equipo de transplante renal difícilmente intervendría.   Yo cada vez mas consciente que sí tendré que toparme con ellos.

DIA 6

Domingo

Aproveché para levantarme lo mas tarde posible. Bernardita nos sorprendió nuevamente con un pastel para el desayuno. En realidad fue un brunch casi a las 10:30 . Luego de desayunar subí a la computadora a tratar de encontrar una misa on line y lo logré. Era un padre español de una parroquia al sur de España. Dió la misa solo, sin feligreses presentes. Pero con fotos de los vecinos pegadas en los banquillos. Que original¡¡¡
Este día volvimos a almorzar en la terraza. Desde allí a lo lejos se puede ver el aeropuerto Mariscal Sucre en Tababela.   Debido a la falta de

contaminación, primera vez que se lo veía tan despejado. Siempre me ha gustado ver aterrizar y despegar los aviones. Cuando era un niño, solo viendo los colores de su fuselaje, ya podía saber de que compañía era y de donde venía. Ahora durante el tiempo que estuvimos comiendo no despegó ni aterrizó ni un solo avión. Los últimos vuelos humanitarios se habían programado para salir o llegar en esas dos semanas de marzo.

En la tarde decidimos bajar a la sala de la planta inferior donde tenemos la televisión grande. Queríamos ver algunos videos tomados hace muchos años con esas filmadoras de CD pequeños. Eran los videos de los primeros cumpleaños de Bernarda y, si no me equivoco, creo que era la primera vez que nos sentábamos a mirarlos detenidamente. Esos videos los dejamos de hacer cuando la Bernardita tenía 4 o 5 años. El viaje a Mexico, el viaje a Francia cuando la Berni tenía 2 años, el viaje a Cartagena, etc. Que lindos recuerdos y nos habíamos sentado a verlos gracias a la pandemia. De lo contrario estarían ahí guardados para siempre hasta que algún amante de la tecnología retro los quisiera ver en el futuro.....

Estadística: Ecuador 789 casos y 14 muertos.

José el empleado llamó a preguntar si le voy a despedir. Que mal me sentí. Era muy pronto para tomar una decisión. Obviamente nos acogeríamos a lo dictado por el gobierno. No podía venir a trabajar por el riesgo de contagio. Tampoco podía dejar de pagarle ni despedirle. Lo que haría es pasarle su sueldo por vacaciones

pendientes , por tomar e incluso adelantadas...
Pobre.

DIA 7

Comenzó una nueva semana . Bernarda continuaría desde las 8:00 con sus clases online desde la academia Cotopaxi. La forma en que la Academia ha respondido a esta crisis ha sido admirable. Muy bien organizados y prácticamente manteniendo los mismos estándares. Eso sí, el horario menos extendido ya que no tienen pausas ni hora de almuerzo, así que a las 13:00 ya está libre. Muchos profesores de la academia y sus familias han tenido que abandonar el país, igualmente algunos compañeros de Bernarda. Supongo por el temor de quedarse en un país extraño con un sistema de salud precario como el nuestro.

Luego de Portugués on line decidí entrar a la pagina de UTMOST que es la empresa que remplazó a Generali. Analizando todo lo que se vendría, ya no podía ahorrar el monto mensual que enviaba para la inversiones con ellos. Fue fácil, así que a partir de ahora solo voy a ahorrar algunos dólares mensuales y si veo que la situación empeora incluso voy a pedir una moratoria de un año. No quiero suspender el aporte ya que si pido devolución de la inversión en este momento perdería muchísimo dinero. Tengo que hacer un esfuerzo. Lo peor es vender o retirar la inversión. Simplemente hay que esperar a que vuelva a subir. Tomará tiempo, pero sé que algún momento cuando pase la pandemia o las condiciones de los mercados mejoren todo se recuperará.

El almuerzo a cargo de María fue frugal. Salmón con ensalada y crema de espinaca. En la tarde fui al supermercado y mi sorpresa fue encontrar muchos estantes vacíos. No había tomates ni papas. La gente había arrasado el fin de semana con todo principalmente con las carnes. Aproveché para comprar un licor que tenía LICORICE. El licorice es una raíz china que según lo que he leído tiene un efecto antiviral demostrado y los chinos la están utilizando en la fase inicial del contagio. La molécula que posee este efecto antiviral es el ácido Glicirricico. El licorice es usado mucho en China pero también en Europa del norte. Los holandeses lo utilizan para fabricar sus famosos caramelos negros DROPJES . Recuerdo que cuando sentías que te iba a dar gripe, lo primero que te daban a tomar era una bebida con licorice . Y con esta botella y con algunos caramelos que me habían sobrado, tenía ya suficiente para, según yo, evitar contagiarme. Mi plan era tomar un sorbo de la bebida y chupar un caramelo cada vez que saliera de la casa o que regresase del hospital. Así lo he hecho y creo que me ha ayudado.

Ya 981 casos en Ecuador principalmente en Guayaquil . España se enfrenta a un desbordamiento de su capacidad hospitalaria sobre todo en Madrid. Se ven imágenes parecidas

a las de Italia. Empiezan a verse memes de #
quedateencasa.

DIA 8

Como es día Martes, muy temprano tenía que
ocuparme de sacar la basura. Cada casa tiene
frente a su vereda un cesto. Solo debía dejar ahí
la funda, sin embargo antes ya me había dado
cuenta que algunos vecinos "ecológicos" al
pasear con su mascota frente a mi casa, no tenían
mejor idea que dejar sus excrementos en una
funda dentro del cesto de mi casa. Pienso que es
una grosería, ya que los recolectores de basura
esas fundas pequeñas no las recogen y tengo yo
que hacerlo y ponerlas dentro de mi funda
grande. Algo aparentemente tan simple pero en
Pandemia COVID ..un drama. Desinfectarme y
lavarme las manos cada vez que saco la basura
por culpa de los vecinos ecológicos. Yo la verdad
creo que es peor para la naturaleza meter en una
funda de plástico los excrementos que dejarlos
sobre tierra . Todos los animales del bosque lo
hacen y no pasa nada......
He pasado ya la lección 3 de portugués . Este
sistema me parece genial y en realidad sí se
aprende. Claro, no se practica pero creo yo que si
he aprendido mucho. "Eu gosto de falar
portugués" jaja
Nuevamente me tocaba cocinar y esta vez ya
habíamos decidido hacer un festival de
sándwiches. Fue una idea muy original de María

Luisa y nos divirtió mucho. Hicimos 4 tipos de sándwiches. Uno en pan sin corteza , dos en pan cortado integral y otro en un pan blanco. A cada sándwich le dividimos en tres y puedo asegurar que con la ensalada fue un almuerzo muy bueno. El primer sándwich era de queso maduro. El segundo de chorizo español, el tercero de carne molida de pollo y el cuarto no podía faltar el famoso atún enlatado con mayonesa. Ahji en realidad fueron 5 sándwiches : el de tortilla de huevo. Todo un festival....

En la tarde recibimos un comunicado de Manuel. Los anestesiólogos del hospital debíamos encargarnos de proceder con todas las intubaciones de los pacientes COVID ingresados a terapia o a Emergencia. Yo me quedé atónito. De quién fue la idea? No podía imaginarme el peor escenario. Le llamé y luego de intercambiar ciertos conceptos incluso en tono aireado, me quedó claro que no había vuelta atrás. Deberíamos cruzar, intubarles y conectarles a un ventilador. Hasta ahí sería nuestra responsabilidad. Es verdad que muchos artículos publicados hasta esta fecha dicen que quien intuba debería ser el mas capacitado. Y quién mas que el anestesiólogo. Bueno ahora deberíamos hacerlo con todas las precauciones para nuestra seguridad. Usar el EPP o sea el equipo de protección personal, mascarilla N95, gafas herméticas, faceshield ,y el procedimiento hacerlo dentro de la famosa aerosol box. Esta es la caja diseñada para introducir solo las manos detrás de la cabeza del paciente y de esta forma nuestra cara y por tanto, nariz, boca y ojos estarían fuera de las gotas generadas al intubar o ventilar al paciente, y que son las mayores portadoras de virus.   Además ya no podríamos utilizar el laringoscopio normal . Es decir el instrumento que usualmente los anestesiólogos introducimos en la boca del paciente para visualizar las cuerdas vocales y colocar el tubo dentro de la traquea. Su uso hace que el anestesiólogo esté frente a la respiración del paciente y el riesgo de contagio sería altísimo .   Ahora usaríamos un video laringoscopio que afortunadamente el hospital lo había adquirido hace un año para nuestro servicio. Este dispositivo nos permitiría visualizar a través de una pantalla y no tendríamos que acercar nuestra cara hacia la cara del paciente. Yo la verdad casi no me había entrenado en su uso, así que tuve que en el tiempo récord de dos días hacerlo.   Su uso no me resultó muy difícil y creo que como técnica de intubación, facilita mucho la visualización de la glotis en cualquier paciente, incluso los que tienen vía aérea difícil. Bueno, la suerte estaba echada, tendríamos que estar cara a cara con el paciente enfermo con la enfermedad que estaba cobrando la vida de miles de personas en el mundo.....

Para terminar el día me pesé: 80.7 kg. En apenas una semana he bajado 2.5 kg, bien¡¡¡¡

Casos : Ecuador 1099   27 muertos

DÍA 9

El jardín se cubre increíblemente rápido de hojas secas que caen de los eucaliptos que están al otro lado de la calle Manuel María y, si no se recogen esas hojas, el césped se empieza a malograr. Es tedioso pero hay que hacerlo.

María Luisa había pasado estos 9 días, yendo a la hora del almuerzo, a sacarle a su tío Luis de su departamento a la entrada de Monteserrín y llevarle donde mi suegra que vive cerca de él, en la calle Leonardo Tejada, para que almorzaran y pasaran juntos la tarde. A mí nunca me pareció que eso fuera correcto. Rompían la primera norma de la cuarentena. Los viejitos no debían salir de su casa. Afortunadamente se llegó a una resolución. Lograron rentar un departamento en el mismo edificio donde vive mi suegra para que él viviera ahí mientras durara la emergencia sanitaria. Así solo tendría que subir un piso en ascensor y listo. De esta forma María Luisa ya no tendría que salir, exponiéndose a que puedan sancionarle si le descubrían haciéndolo. Este día en la mañana llegó el Golo , hijo de la prima de María Luisa con su auto para llevarse una cama y un velador que le serviría al Lucho (así le llamamos) para dormir en su nuevo departamento. Solucionado el problema.

Volví hoy a cocinar. Esta vez Tilapia frita con Masala. Esta es una salsa de la India muy picante y que la habíamos comprado en nuestras últimas vacaciones en Aruba a fines de Febrero , justo antes de que se declarara la emergencia en el Ecuador. La salsa tiene curry rojo y algo muy picante. Tiene un sabor muy especial.

En la merienda hicimos crepes para lo cual soy un experto. Ya no tengo que medir los ingredientes. Simplemente mezclo harina cernida , media taza de leche , un huevo , media taza de agua y sal. Batir enérgicamente y en una sartén con muy poca mantequilla, apenas untada y muy caliente, se hecha un cucharón de la mezcla y cuando ya está un lado se le da vuelta y listo…. Algo de frutas, azúcar , miel , o helado enrollado . Buenísimo

Casos 1211. Muertos 29

DIA 10

Este día había decidido en la mañana ir a leer como colocarme y retirarme el traje de protección personal (EPP) que es el que debería usar, en todos los casos que tenga que acercarme a un paciente con diagnostico COVID . En inglés los términos DONNING Y DOFFING son los mas aceptados. Significan vestirse y desvestirse del traje . Lo mas importante es seguir una serie de pasos que hacen que uno no cometa errores, ya que esos pueden significar un alto riesgo de contagio, principalmente al hacer el DOFFING . Por esta razón, la Organización mundial de la salud sugiere que los dos procedimientos sean realizados frente a un observador, quien va guiando y corrigiendo a la persona que va a usar el EPP . Este consta de un traje que cubre prácticamente todo el cuerpo, excepto la cara, las manos y los pies. Aparte una protección de la cara tanto ojos como nariz y boca. Puedes usar una mascarilla. Hay de diferentes tipos , unas gafas y un protector facial. Los pies están cubiertos con botas y las manos con guantes.

Lo primero que hay que hacer antes de colocarse el traje, es obviamente lavarse las manos . Colocarse guantes de manejo, la mascarilla N95 y las gafas herméticas . Esto es lo que mas protección da al momento de respirar y es la parte mas importante ya que el virus ingresa por la nariz, la boca y ojos. "NO TOCARSE LA CARA por ningún motivo " AHÍ ESTA LA CLAVE. Hay máscaras de material poroso y también hay mascarillas que cubren toda la cara, full face con filtros laterales. Yo prefiero ponerme simplemente la N95 simple y sobre ésta una mascarilla quirúrgica. Una vez colocada la mascarilla y las gafas, procedo a colocarme el traje de abajo hacia arriba. Es decir primero los pantalones, introduciendo pierna por pierna con los zapatos cubiertos con zapatones estériles. Luego los brazos hasta sacar las manos cubiertas con los guantes. Se procede a cerrar la cremallera hasta el cuello y luego a cubrir la cabeza con la capucha del traje. Por último me coloco los zapatones estériles sobre los pies hasta las rodillas. Una vez así me coloco otro par de guantes estériles y el face shield . Así puedo acercarme al paciente . Con esto he acabado el donning . Una vez terminado el procedimiento con el paciente , tengo que dirigirme al área especial para el doffing. Aquí otra persona dirige *todo el proceso de retiro del equipo. Primero me desinfecto las manos cubiertas con el segundo par de guantes y me retiro el face shield y los zapatones externos . Me retiro los guantes mas externos y los desecho. Procedo a desinfectar las manos nuevamente todavía cubiertas con los primeros guantes. Empiezo a retirarme el traje de protección EPP empezando desde la cabeza, enrollando el material hacia fuera para que el lado expuesto quede oculto. El tórax hacia atrás y los brazos igualmente hacia fuera y hacia adelante. Por último las extremidades inferiores. En este momento los guantes internos ya están nuevamente contaminados por lo que debo retirarlos con una maniobra que solo toque la cara expuesta de los guantes y que evite tocar la piel. Una vez retirados se los desecha y se vuelve a lavar o desinfectar las manos por cuarenta segundos con jabón o alcohol. Colocados nuevos guantes estériles de manejo, procedo a retirarme las gafas halando el elástico hacia atrás de la cabeza y retirando las gafas hacia delante. Estas gafas ya están contaminadas por lo que se les coloca en una funda roja para poder limpiarlas después. Luego me retiro la mascarilla facial y la N95 con la misma maniobra llevándolas hacia delante. Se las descarta inmediatamente. Procedo a desechar los últimos guantes y lavarme o desinfectarme las manos nuevamente y colocarme nuevos guantes de manejo. Con estos retiro los primeros zapatones y coloco unos nuevos para salir del área. Es conveniente proceder a ducharse y cambiarse del traje interior. Tanto el donning como el doffing toman por lo menos 15 minutos ya que no podemos saltarnos un solo paso para no ponernos en riesgo de contagiarnos....*

Todo esto tengo que repasar ya que el día que me toque usar el EPP lo debo tener muy claro en mi mente.

Luego del almuerzo que preparó María, unos ricos camarones encocados, le ayudé a revisar la estadística ya que iba a tener una entrevista con el diario la Hora. Hay mucha controversia con la idea de que los niños se contaminan menos o que la gran mayoría de los que se contagian no presentan síntomas. Esto crea una falsa sensación de seguridad y muchos padres no entienden que los niños pueden ser los transmisores hacia los otros integrantes de la familia....

En la tarde logré sacar por fin los acordes de la canción mas famosa de Frank Sinatra " MY WAY"

No porque crea que "THE END IS NEAR " just in case¡¡¡¡¡

Situación de hoy: 1405 casos principalmente en Guayaquil. Los Estados Unidos pasó a liderar el número de casos en el mundo , principalmente la ciudad de Nueva York ...

DIA 11

Hoy estoy de cuarta llamada y la programación sigue suspendida , solo emergencias. Sin embargo quiero estar listo para cuando me llamen así que he pensado en preparar un canguro que me permita tener todas las cosas importantes y ya no colocarlas en los bolsillos del traje de quirófano. Pienso llevar una botellita de gel de alcohol, dinero , la tarjeta del hospital, el celular, el cargador del teléfono, etc. Tengo ya una face shield que también la voy a llevar.

Luego del almuerzo (menestra de fréjol) revisé mi cuenta del banco y habían colocado ya la repartición de la segunda quincena de marzo . La noticia no podía ser menos alentadora. Nunca habíamos recibido tan poco dinero y al parecer esta sería la situación de los próximos meses. Quiero ponerme a hacer números ya que los gastos y las tarjetas tienen que adaptarse a esta nueva realidad. De lo contrario en tres meses lo que gane no me alcanzará para cubrir los gastos...Y como María Luisa también suspendió su consulta, no podemos estar peor.....

Gustavo nos comunicó por el chat la primera experiencia de tener que ir a intubar un paciente COVID: Nada alentador. Debemos prepararnos mejor y entiendo que por ser el primer caso algo tenía que fallar ......

Casos Ecuador 1627

Estados Unidos 104000

Estoy llevando un cuadro de los 10 países con mas casos y como crecen o decrecen AL 27 DE MARZO

1 USA

2 ITALIA
3 CHINA
4 ESPAÑA
5 ALEMANIA
6 FRANCIA
7 IRAN
8 REINO UNIDO
9 SUIZA
10 PAISES BAJOS

DÍA 12

Hoy temprano en la mañana me comuniqué con Annemieke. Ella trabaja como enfermera en los servicios de emergencia del RANDSTADT en Holanda aunque me parece que el último año

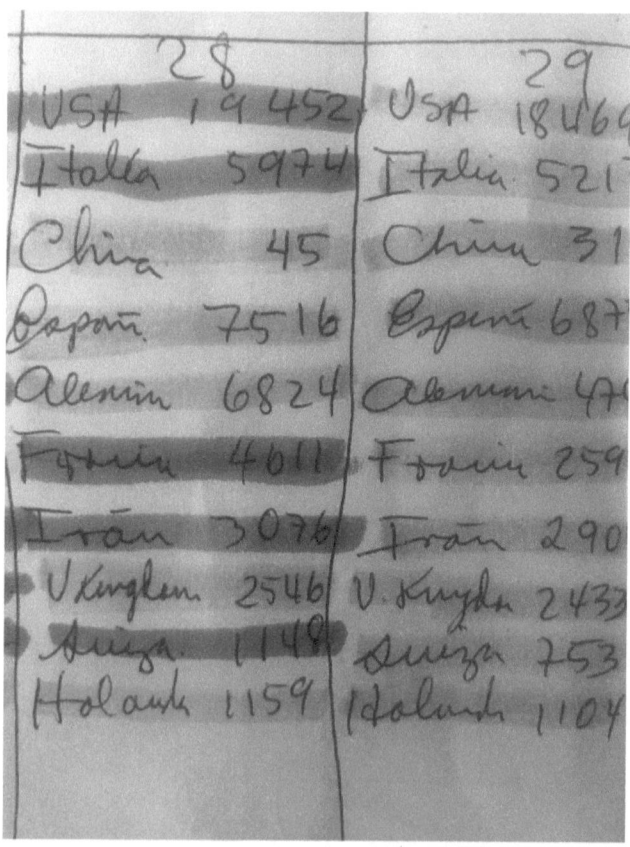

mas se ha dedicado a la docencia. No me pareció muy preocupada por la situación y por lo que veo lo siguen tomando muy relajados. Simplemente esperan la inmunidad de "rebaño" como en

Suecia aunque si se encuentran en cuarentena no obligatoria pero recomendable. Respecto al distanciamiento social no creo que les afecte mucho ni les sea muy difícil aplicarlo . Los holandeses son unas "kouwe kikkers" (ranas frías). Ellos mismos se describen a sí mismos de esta manera. Nunca tienen expresiones afectuosas de saludo. No se dan la mano ni abrazos ni besos al saludar. Simplemente dicen HOI (hola) y punto. El espacio personal es una regla y si uno se acerca demasiado le quedan viendo con suspicacia. Creo que ésta es una de las razones por la que en Europa del Norte la epidemia podrá ser controlada a diferencia que en nuestros países latinoamericanos donde el hacinamiento propio de la pobreza y nuestra idiosincrasia que nos lleva a ser muy efusivos al momento de saludar y de socializar con otras personas, nos hace más propensos a contagiarnos de cualquier enfermedad respiratoria. Afortunadamente la tecnología nos permite comunicarnos con nuestros seres queridos en videoconferencia y justamente esta noche me comuniqué con mi madre, mi hermana Susana y sus hijos Claudia y Marcos José. Es increíble hablar y verles en tiempo real , como en ciencia ficción y así suplimos en parte el no poder vernos personalmente. Ojalá pronto pueda ir a saludarles, aunque sea de lejos.

Casos Ecuador 1835. Muertos 48.

DÍA 13

Cuando estoy de segunda llamada siempre me alisto para cualquier emergencia. Me levanté temprano y desayuné solo. He leído que la albúmina ayuda a luchar contra el virus así que he desayunado huevos revueltos. Casi nunca desayuno huevos pero por si acaso ..... Llegó la hora de almuerzo y no me han llamado todavía. Es muy raro estando de segunda llamada y que no lo hayan hecho . Esto significa que la gente no debe estar yendo al hospital ni siquiera por una emergencia. Que grave .....

En la tarde decidí hacer un PUZZLE. Escogí uno que tenía la Berni y que nunca lo había había armado. Tiene mil piezas y es un cuadro de un pintor de casa que accidentalmente bota su bote de pintura sobre una señora que está sentada pelando papas junto a la casa fuera en el jardín. Tiene muchos colores y sobre todo tiene 1000 piezas así que me tomará un buen tiempo terminarlo ......

Creo que los fines de semana no reportan los países los casos completos.

Ecuador 1920. 58 muertos

A dormir temprano. Mañana turno y tengo que estar antes de las 7:00 en el hospital. A ver qué tengo ¡!!

DÍA 14

Primer turno en era COVID. Llegué al hospital yendo en mi auto por las calles casi vacías. No me pidieron ningún salvoconducto. Como lo tenía previsto llevé mi botellita de gel en el canguro con mi celular y mi tarjeta. Llevé un mandil blanco que me lo puse para subir al quirófano y fui puesto la ropa más fácil de sacarme y la más vieja.... Durante el turno sólo tuve dos cirugías de emergencia. La segunda fue un abdomen agudo obstructivo y lo tuve que manejar como con estómago lleno es decir hacerle una secuencia de intubación orotraqueal rápida. Fue bastante difícil hacerlo con el videolaringoscopio pero al final lo logré y no tuve ninguna regurgitación y no aspiró el paciente. La secuencia inversa con una dosis alta de relajante muscular definitivamente me permitió no ventilarle y poderle introducir el tubo sin mucho problema. Ahora me doy cuenta que lo que he aprendido en los congresos de los tres últimos años de la ASRA (Sociedad americana de anestesia regional) me ha servido mucho. Los talleres de POCUS (POINT OF CARE ULTRASOUND) me permitieron aprender a valorar el estómago lleno usando solamente el transductor del ecógrafo que tenemos en el quirófano.

Por la tarde me dirigí al consultorio de María Luisa ya que quería que retirara algunos guantes de manejo y mascarillas que ella tenía allí para usar con sus pacientes. Decidió cerrar el consultorio temporalmente hasta que pase la emergencia. Esos guantes y mascarillas los podríamos usar en la casa. El cruzar del hospital al consultorio fue realmente patético. El hospital era un edificio abandonado y desde el puente, la calle se la veía igualmente sin ningún auto transitando. Que sensación más rara . Jamás pude imaginarme algo así. ......

A la hora del almuerzo decidí bajar a almorzar en mi auto por el temor de sentarme en el comedor del hospital con el resto del personal. Creo que todavía no tenemos las medidas de bioseguridad listas así que mejor evito cualquier contacto ...

Los pacientes que tuve no tenían la prueba rápida de PCR por tanto tuve que manejarlos como potencialmente contaminados. No usé el aerosolbox pero si plásticos que me daban una barrera de protección. El aerosolbox lo usaré en el próximo turno.

Las secretarias de nuestra oficina no están viniendo a trabajar y nosotros tenemos que encargarnos de realizar la facturación de los casos. Para entrar en la oficina tomé todas las precauciones posibles. Me di el trabajo de desinfectar las computadoras, los manubrios de las puertas etc. Encontré en la oficina un frasco de Lysol y otro de alcohol.

En la noche no tuve ya ninguna cirugía y pude ir al dormitorio. Igualmente lo desinfecté muy bien....

Este día solo reportaron 65 casos más en Ecuador. Ojalá siga así

DÍA 15

31 de Marzo. Fin de mes . Del turno salí temprano como siempre a las 7:00. Me ofrecí a pasarle a

dejar por su casa a mi residente del posgrado de Máxilo Facial que está rotando conmigo estos días. Es Joseph, un buen chico Guayaquileño que me ha acompañado desde Enero. Es odontólogo y en su rotación por anestesia aprende muchas cosas básicas que les servirá en su práctica futura como cirujano máxilofacial.

Cuando llegué a la casa y como era mi primer turno en época de pandemia había tomado la decisión de auto aislarme en el cuarto de huéspedes. A María Luisa le pareció bien así evitaríamos que yo les pudiera transmitir cualquier virus traído desde el hospital. En el cuarto de huéspedes tengo un baño completo y nada….tendría que adaptarme a esta nueva situación. La cama no es muy suave pero tampoco es muy incomoda. Apenas me acosté , empece a dormir para recuperarme del turno. No creo que había transcurrido ni media hora y recibí una llamada de Joseph a quien había dejado apenas unas horas antes cerca de su casa. No podía creer lo que me empezó a contar. Con una voz cortada por el llanto le oía decir que su padre acababa de morir en Guayaquil víctima del COVID. Pero cómo? No me había contado nada sobre su enfermedad . Recuerdo que a principios del mes de marzo se fue a Guayaquil porque tenía que arreglar algunos papeles en el Banco que le iba a dar el monto de su beca. Pero nunca en los días posteriores me había contado nada. El pobre se lo había quedado para sí mismo por no preocuparme. Su padre era odontólogo como él y tenía cerca de sesenta y cinco años de edad.

Trabajaba en el Seguro Social de Guayaquil y había empezado a sentirse mal exactamente hace 2 semanas. El cuadro típico , terminó en terapia intensiva y a los 5 días murió. Yo la verdad no podía creer lo que me contaba y lo único que pude hacer fue decirle algunas palabras de consuelo. Ningún tipo de ayuda podía darle , ni siquiera decirle que se fuera a Guayaquil a consolarle a su madre. El país estaba cerrado a cualquier viaje interprovincial...y... Guayaquil era el epicentro de la infección en el Ecuador ....

Pasé toda la tarde pensando en esta tragedia . Sabía que llegaría el momento en que alguien conocido o relacionado iba a morir por el COVID . Pero no pensé que llegara tan pronto.... Y ese día se añadieron 300 nuevos casos.

DIA 16

Hoy es 1 de Abril Cumpleaños de Bernardita. Mi hijita que cumple 16 años. Que recuerdo para ella . En la mejor edad tener que pasarse encerrada en la casa sin poder salir a que le festejen ni poder organizarle ninguna reunión con sus amigas. Yo le doy ánimo y para que se consuele le recordé la visita que hicimos hace 2 años a Holanda, precisamente a la casa de ANA FRANK . Ese día tuvimos que esperar en la plaza fuera de la casa cerca de 3 horas . Había tanto público queriendo entrar.   No creo que todo el que entra lo haga *porque realmente dimensione lo que significó para esa pobre chica y su familia el estar encerrados 3 años huyendo de los alemanes que querían matarlos solamente por ser Judíos. El lugar es impactante y no deja de ser patético. Pasar todos los días sin poder moverse, sin poder hablar, hasta bien entrada la tarde, para no ser descubiertos..... usar solo un baño compartido y alimentarse gracias a la generosidad de la persona que les ayudaba a esconderse.... Esto que estamos pasando es poco , no es igual pero tiene sus semejanzas. Espero que no dure 3 años pero el impacto a la edad de la Berni va a durar para toda su vida.*

Fui mas tarde al supermercado a comprar la lista de víveres que necesitaríamos para los próximos 15 días. No quiero ir cada semana. El supermercado , y sus cajas son un sitio que favorecen el contagio. Dicen que en una superficie de cartón el virus puede vivir hasta 3 días. Aproveché y le compré a la Berni un bouquet de rosas pequeño. Estuvo feliz cuando lo recibió. Sus mejores amigas no dejaron de saludarle e incluso dos de ellas le enviaron : DONUTS en una caja, le envió Alejandra y Ana Paula otra caja de dulces y chocolates. Esto le alegró la tarde y mas las video llamadas que recibió su cumpleaños pasó..
Bernardita solo quería festejar su cumpleaños prácticamente obligándonos a ver una serie en NETFLIX que ella ya la había visto en parte y no le importaba repetirse algunos capítulos : "La casa

de papel "   Yo como no veo nunca la televisión
pues para mi no fue más que una novelería.
Mundo 1000000 Ecuador 400 casos mas en un día
. Vamos mal .

DIA 17

Un día aburrido, limpiar, cocinar, etc. En la tarde
hablé con Edgar, un colega, y me contó como van
los planes del hospital para recibir eventualmente
a los paciente COVID . Me parece que lo están
haciendo bien. Ya está lista un área solo para
hospitalizados pero no críticos. Si llega su estado
a requerir terapia intensiva tendrán que ser
transferidos. Por lo menos en un principio.   No
creo que esto dure mucho pero vamos a ver que
pasa. La planta baja ya la van a transformar y así
los paciente de hospitalización normal no estarán
en contacto con los pacientes COVID.

ECUADOR 405 CASOS MAS HOY DIA

DIA 18

No me había dado cuenta que el calefón que
queda en el patio de atrás funciona con
bombonas de gas y que hay que cambiarlas
regularmente¡¡¡ Conseguí el teléfono del señor
que viene usualmente a cambiarlas. Tuve que

cargar los 2 tanques desde la vereda hasta el patio. Era lógico que el hombre no quisiera entrar a la casa. Esto si estuvo duro..... tanto es así que luego del esfuerzo de cargar los dos tanques en la tarde tenía un dolor de todo el cuerpo parecido a la fibromialgia que me solía dar antes de que me diagnosticaran la Hemocromatosis . Gracias a las flebotomías fui bajando los niveles de ferritina y esto me quito las artralgias. Ahora no podré hacerme la flebotomía. Tendré que esperar que todo esto pase.

Desde hace 10 años tengo el diagnóstico de hemocromatosis hereditaria. Tengo la mutación en el gen H63D y aunque soy heterozygoto tiendo a acumular hierro en forma de ferritina. La primera vez que me hicieron las pruebas tenía 900 mg de ferritina por ml de sangre. Esto es mucho mas alto que el valor normal 250 mg . Desde que empecé a hacerme las flebotomias los síntomas desaparecieron al poco tiempo principalmente el dolor articular y las arritmias. Cuando me descuido y no me flebotomizo los síntomas vuelven si el nivel de ferritina y la saturación de transferrina se elevan de nuevo. He leído que el nivel de inflamación de los pacientes COVID es altamente sensible a los niveles de ferritina en sangre. Niveles altos es predictor de alta mortalidad.....

DIA 19

Amaneció un día espectacular. Un sol radiante así que logré convencerles a María Luisa y a Berni a salir nuevamente al jardín de atrás para hacer algo de ejercicio al aire libre. Pateamos algo de pelota, y Maria hizo su sesión de yoga. Estuvo muy bien y así logramos recibir algo de sol . La vitamina D que se produce en el cuerpo humano gracias a los rayos solares tiene un efecto protector contra el COVID. Ya lo demostraron …

Almorzamos en la terraza tilapia frita, arroz y ensalada. Lo malo es que después hay que lavar los platos. Yo prefiero lavarlos yo mismo pero María insiste que use la lavadora de platos. La verdad no sé quien lo hace mejor . Pero bueno lo importante es hacerlo.

En la tarde hicimos una maratón " casa de papel " Casi cuatro horas . De verdad la serie es buena…. Y te engancha.

La situación en Guayaquil está peor. Los muertos asoman ya en las calles . Se ven imágenes de gente dejando los ataúdes en las veredas. Y lo peor muchas personas buscando a sus seres queridos que han fallecido y que no les entregan los cadáveres . No están bien identificados . Todo esto ha creado una campaña internacional principalmente desde la CNN en español en contra del Ecuador. Según ellos somos el país que peor ha manejado la crisis y en parte tienen razón. Recordemos que a principios de marzo y luego de ese partido de futbol que fue autorizado a pesar de que ya la recomendación decía que no se debe permitir la asistencia de público , los casos empezaron a crecer. La misma Alcaldesa quien cerró el aeropuerto de Guayaquil dio positivo al contagio. Ya cuando dos aviones estaban por aterrizar llenó la pista con autos del municipio impidiendo el aterrizaje. Esto pudo causar un accidente de enorme magnitud. La noticia dio la vuelta al mundo en pocos minutos.

La verdad es que los hospitales de Guayaquil no tienen cabida para mas pacientes y peor aun si requieren terapia intensiva o ventiladores. Y se suma que 1600 trabajadores de la salud están contagiados por falta de equipos de protección adecuados..... . En la televisión se ven imágenes de gente caminando por las calles como si nada pasara. La situación económica de la población es tan mala que no se les puede culpar. Si no salen a buscar trabajo morirán de hambre y no del COVID

Nuestras autoridades se han visto limitadas por la falta principalmente de pruebas diagnosticas efectivas. Un sistema de control epidemiológico deficiente y la falta de disciplina de la población. El gobierno ha contratado medicos rurales para que se dirijan a Guayaquil y puedan ayudar en los hospitales abarrotados ....

Casos totales 3465

DIA 20

DOMINGO. Nos levantamos tarde y desayunamos casi a las 10:00 . Me di cuenta que yo entro a la cocina con mascarilla pero todo lo que yo topo puede contaminarse. Decidí poner unas cintas de color azul en todos los manubrios que yo utilizo . Los puse en los extremos y ya saben María y Bernarda que solo yo puedo tocar en esos puntos. Son medidas extremas pero que pueden evitar el contagio.

Hoy almorzamos pizza hecha por la Berni . Siguió una receta en internet y tenía la masa algo de harina de maíz. El resultado fue bueno.

En la tarde y como era Domingo de Ramos busque en internet y logre asistir a la ceremonia del Papa en la basílica de San Pedro. Duró más de una hora . Inmediatamente María Luisa me quitó la computadora porque tenía un té de amigas por zoom. Vaya diferencia¡¡¡¡jaja

Hoy llegamos a 3600 casos

DIA 21

Mi sobrino Marcos Jose cumplió hoy 19 años.

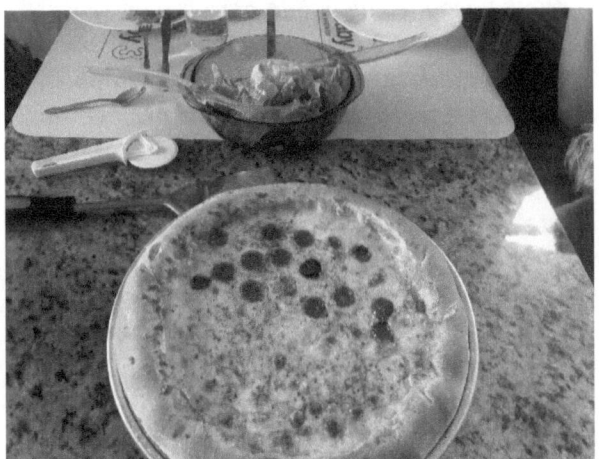

Está estudiando Derecho en la UDLA y le esta yendo muy bien. Está de vacaciones pero pronto iniciará las clases ON LINE . Claudia también estudia en la UDLA Animación y multimedia. Los dos son muy estudiosos .

Hoy María amaneció con algo de rinorrea y dolor de garganta. No creo que se haya contagiado . Ella prácticamente no ha salido y yo no he tenido ningún contacto con pacientes COVID .

En la tarde y luego de almorzar, Gustavo me escribió un mensaje porque quería que sacara la canción "RESISTIRÉ" que esta de moda en el piano. Yo le dije que bueno.   Me tomó poco tiempo. Tuve que hacerle unas correcciones a la armonía que me había mandado . Él no quiso cambiar lo que había ya entrenado y por eso sacó sólo un video que lo publicó en el watsapp del servicio . La idea fue buena, el resultado "no comments"....   Bueno, esta canción pega muy bien por lo que estamos pasando y al escucharla si te da un poco más de ánimo para ir a enfrentar a los pacientes COVID. En todo el mundo hispano la están cantando y muchos han hecho también publicaciones. Espero que el "DUO DINAMICO" no le siga un juicio al Gustavo por derecho intelectual.....

En Reino Unido han tenido una noticia que les ha consternado. Hace algunos días su primer ministro Boris Johnson ingresó al hospital luego de pasar casi 10 días aislado en su casa con diagnostico de COVID . Hoy por la noche su estado ha empeorado y necesita pasar a Terapia Intensiva. Seguramente por ser el primer ministro de un país tan rico y poderoso no quieren correr ningún riesgo y prefieren llevarlo a la UCI ......

DIA 22

Al despertarme sentí un dolor extraño detrás de las coanas , principalmente en el lado izquierdo de la nariz. Algo congestionada también. Siempre me preocupa que pudieran ser los síntomas iniciales de la infección. Las publicaciones hablan de ciertos pacientes que debutan la infección con anosmia y disgeusia. Es decir pierden el sentido del olfato y del gusto. Hasta un 60 % de los casos debutan con estos síntomas.

Hoy decidimos usar la máquina para hacer Raviolis que nos había regalado hace algunos años Ricardo, el hermano de María . Es manual y bastante simple de usar. La mezcla para el

relleno fue fácil de hacer también. Espinaca, queso ricotta, hierbas, sal . Salieron mas de 50 raviolis. Lo malo es que al final le dimos tantas vueltas a la maquina que se terminó dañando.......
Se rompió el engranaje interno del molino. Así que fue de un solo uso. Debut y despedida , y obviamente el culpable fui yo..........
En la noche me tomé loratadina y eso me ayudo para poder dormir bien sin molestias.

Las noticias son alarmantes en Europa y en Francia la situación empeora. Mi hermana Helena que vive en Francia sigue trabajando en el laboratorio farmacéutico. Producen gel desinfectante y ahora van a producir reactivos para las pruebas PCR COVID-19 . Sus hijas Suzanne, Catherine y Jacqueline están en la casa y Francis también va a su trabajo. Gueret es una ciudad pequeña de 12000 habitantes pero ya tienen un infectado.

DIA 23

Hoy María nos había preparado para el desayuno tostadas Francesas. Son simples de hacer. Se remoja una rebanada de pan sea blanco o integral en un plato con huevo batido como para tortilla. Se lo sumerge bien y asegurándose que los dos lados estén impregnados del huevo se lo fríe en temperatura alta por los dos lados . Una vez listo en el plato se sirve con miel de maple o simplemente miel. Es muy bueno .

Hoy almorzamos los raviolis . Muy ricos cocinados como cualquier fideo al dente y en una salsa de tomate . Quedaron sabrosos.

En la tarde cuando hablé con mi madre me contó que la señora de la frutería que queda a una cuadra de su casa y donde suele comprar las verduras y frutas ha muerto con COVID. Está muy asustada. Yo le tranquilicé y aproveché para reforzarle las medidas de seguridad. La importancia de quedarse en casa y que nadie entre a la suya. Yo me he comprometido a llevarle las compras desde el supermercado. Así evito que tenga que salir. Todo el barrio está conmovido por la muerte de la mujer. Es importante realizar la limpieza de todos los productos que traigo del supermercado. Desechar las fundas de plástico y las verduras y frutas lavarlas bien con agua y jabón. El resto de productos hay que desinfectarlos con alcohol. En el supermercado algunas personas pueden estar contagiadas y dejar en la superficie de todos los productos que topan el virus. Se dice que el virus vive hasta 3 días en cartón y en metales, ocho horas en plástico.....

Hoy he pasado bien, no tengo ninguna molestia.

Casos en Ecuador 4550

DIA 24

A pesar de no haber pasado 15 días desde mi última visita al supermercado , había decidido ir hoy ya que realmente faltan muchas cosas. Esta vez pienso comprar para 15 días. Ya el supermercado ha puesto horarios especiales y solo van a trabajar de 7 de la mañana a 2 de la tarde. Al llegar tan temprano tuve que hacer una fila de por lo menos 20 personas. Todas cubiertas con diferentes tipos de protección . Toda una variedad. Yo fui simplemente con guantes y una mascarilla quirúrgica. Al hacer la fila te obligaban a pararte en unos puntos dibujados en el parqueadero a 2 metros de distancia cada uno. En un letrero indicaba que si eras médico, policía o persona de la tercera edad tenías acceso inmediato. Yo no quise hacer uso de este privilegio ya que pensé que no me encontraba en turno así que sería un abuso de mi parte acercarme y entrar primero que el resto de personas. Sin embargo pasó lo que nunca había creído que llegara a pasarme. Mientras esperaba a que abrieran las puertas se me acercó uno de los empleados que organizaban el ingreso y me dijo: Señor Ud puede pasar primero por ser de la tercera edad. Ya se pueden imaginar mi reacción. No le dije nada , solo le miré , seguro con cara de pocos amigos . En mi interior me decía gritando SOLO TENGO 54 AÑOS¡¡¡¡ Que tan viejo se me vé!!¡¡¡¡ Bueno para evitarme todo ésto ,he decidido desde la próxima vez hacer uso de mi tarjeta de identificación como médico……….. Al entrar me fumigaron de pies a cabeza y el ingreso fue muy organizado. Por los altavoces repetían constantemente la normativa dentro del establecimiento. Mantener 2 metros de distancia, no retirarse la mascarilla, evitar tocar los productos a menos que sean los que vayamos a adquirir, y hacerlo pronto ya que había mas gente esperando fuera para poder ingresar. Esta primera vez me demoré mucho, casi 2 horas ya que no conocía los lugares donde estaban ubicados los productos. Además el coche quedó pequeño para compras de 15 días. Ya en la caja el cajero me pidió que esperara hasta que pudiera desinfectar la banda y el área de caja ya que acababa de salir el cliente anterior. Pasados todos los productos el cajero muy bien entrenado nunca tuvo contacto con mis pertenencias, la tarjeta de crédito la pasé yo mismo y la firma la hice con un esferográfico que colgaba junto a la caja. Aproveché para comprarle algo a mi madre y así también pude verle aunque sea unos minutos y desde la vereda de la entrada al departamento de mi hermana Susana hacia su balcón. No la había visto desde hace mas de 3 semanas así que fue un momento emotivo.

De regreso a la casa vino un nuevo trámite . Llevar todos los productos a la lavandería en donde los desempacamos con María y botamos las fundas de plástico. Luego les pasamos unos paños llenos de gel de cloro así pudieron ser colocados en los estantes de la alacena.

Las frutas y verduras luego de lavarlas al refrigerador...

Cifras. Estados unidos lleva ya 15000 muertos Ecuador ya esta entre los primeros países del mundo por el numero de contagios ¡¡¡¡¡¡4960 casos confirmados

DIA 25

Hoy es Viernes Santo . Mas que la ceremonia religiosa y su significado este año sería verdaderamente triste. El no poder reunirse con la familia y poder compartir el famoso plato ecuatoriano que tradicionalmente se lo sirve en esta fecha. La FANESCA . Para poder elaborarla hubiera sido necesario comprar todos sus ingredientes en un mercado local de granos y el bacalao seco. Además nadie tendría ganas de ponerse a preparar un plato tan elaborado que toma casi toda una mañana en hacerlo y sin poder compartir con toda la familia . A estas alturas en otros años ya me hubiera servido la Fanesca siquiera unas cinco veces. Generalmente un mes antes del Viernes santo ya la empiezan a elaborar en los diferentes restaurantes de la ciudad pero este año no he podido probarla. Es una tradición que cada familia lo prepara esencialmente igual pero con un toque familiar. La fanesca de mi madre es diferente a la que hace mi suegra. La ELBITA (mi madre)le añade dentro de los 12 granos, lenteja, por lo que se oscurece un poco el plato. Y lo prepara con el bacalao seco dentro de la cocción principal . Mi suegra no la prepara con el bacalao y este lo sirve en un plato aparte. No le pone lenteja . Yo siempre digo: La mejor fanesca es la de la madre de uno ..... así lo dice cualquiera... Bueno este año quedó para la imaginación.

Pero como era un día de penitencia pues me tocó pasar la mía. No se le pudo ocurrir mejor idea a María de botar por el fregadero de la cocina algo de tierra de unas plantas. Obviamente se tapó y al tratar de destapar se rompió la tubería de desagüe . No podía ser algo peor. Dañado el desagüe de la cocina, rota la tubería , en viernes Santo y en pandemia. Ahora quien iba a ayudarnos. Nada , me armé de paciencia y valor. Subí todas las herramientas que tengo en la bodega y con alambres, pegas y cintas lo logré. No se escapaba una gota de agua y el lavadero estaba funcionante como antes. Qué alivio......

En la tarde vimos los cuatro últimos capítulos de la casa de papel. Realmente nos sentamos a ver y no podemos parar........
Hoy día el ministerio de salud decidió incorporar al numero de casos algunos que habían quedado pendientes de registrar por mala gestión de los laboratorios 2500 casos nuevos en un solo día Vamos peor......

DIA 26
SABADO DE GLORIA. Como es típico en Quito en el mes de abril siempre llueve mucho y los días amanecen fríos y tristes. Hoy no fue la excepción. Cada uno se dedicó a hacer sus cosas, yo a limpiar el jardín y esta vez María Luisa se dedicó a

preparar unas " hamburguesas de quinoa". Le quedan muy bien y como nosotros no comemos carne, nos hacemos a la idea de que estamos comiendo una de verdad. La quinoa es un alimento superior y lleno de proteínas pero no tiene casi nada de hierro que es lo que Bernarda y yo debemos evitar. La ultima flebotomía me la hice en Enero y ya este mes tengo que hacérmela nuevamente pero no me atrevo a ir al banco de sangre. Creo que este año voy a esperar que pase un poco el riesgo de contagio.

En la tarde vinieron a entregarme un visor que lo voy a usar en el próximo turno . Parece un escudo de policía pero transparente .....

Ayer tuvimos registrados 2500 nuevos. Hoy día solo 95. Esto hace que nuestra estadística no sea creíble.

Sigue lloviendo

DIA 27

DOMINGO DE GLORIA. PASCUA DE RESURRECCION

En el desayuno y luego de ver que el frasco de Nutela que es importado y bastante caro tuve la mala idea de decirles que es la última vez que compraba algo tan caro. Bernarda no pudo reaccionar peor. Gritos, llantos y disgustos. Mal Domingo . Me he pasado todo este tiempo tratando de ajustar las cuentas, ingresos y egresos . Las quincenas apenas alcanzan para cubrir los gastos programados y las tarjetas de crédito estaban ya a reventar antes de la pandemia. No quiero acogerme al beneficio que han propuesto las tarjetas que por estos 2 meses no se pague absolutamente nada. No creo en tanta maravilla de parte de los banqueros. Yo he pagado lo mínimo pero aun así he tenido que echar mano de la cuenta de ahorros. Algo que no lo he hecho durante muchísimos años y ahora de repente mis ingresos han bajado a menos del 25 % de lo acostumbrado. Entiendo que es difícil para una adolescente entender estos temas pero bueno alguien tenía que plantear esta situación. María Luisa solo tiene ahora su jubilación y el arriendo del departamento que está en el edificio Ibis . A veces entro en desesperación pero me consuelo al darme cuenta que he logrado mantener mi trabajo. Hay tantas personas que han perdido su trabajo no solo aquí sino en todo el mundo. No creo que esta situación pueda ser mantenida por mucho tiempo . El confinamiento hace que la gran mayoría de nuestro pueblo haya tenido que dejar de trabajar y son personas que viven del día a día . Si no venden su producto artesanal , su comida callejera pues simplemente no tienen con que subsistir. Y ahora no pueden hacerlo.

A las 20:00 el presidente Moreno dio su cadena nacional. Justamente dio algunas alternativas para la difícil situación. Mantiene el estado de emergencia sanitaria en todo el país y va a establecer una ley humanitaria para apoyo a las personas de escasos recursos . El estado establecerá un monto de ayuda para las familias mas pobres y se garantiza el empleo. Hay que recurrir a disminución de horas de trabajo y toma de días de vacaciones. Así los empresarios no se verían en la necesidad imperiosa de despedir a sus empleados. Esperemos que funcione en algo. Planteó la idea de establecer una contribución a todos los de mayores ingresos. Pero basado en qué? En lo que ganaste el año anterior? Pero que absurdo, en este momento no estás ganando ni la tercera parte. Como pueden cobrarte un impuesto de algo que no vas a ganar...... Espero que esta ley no pase de la asamblea.

Hoy se ha notado una ligera disminución de los casos nuevos principalmente en Guayaquil .....Vamos a ver

DIA 28

Estando de segunda llamada tuve que ir temprano al hospital porque me habían programado en dos cirugías . Un cierre de pared abdominal y luego una mastectomía bilateral . Todavía no están permitidas las cirugías programadas pero estas dos eran emergentes. Tuve tiempo para pasar por la farmacia para comprar un complejo vitamínico que me había pedido mi madre que le llevara . Ella siempre lo ha tomado y le sienta muy bien. Compré cuatro frascos uno para cada uno de la casa. Mi madre, mi hermana , y mis dos sobrinos.

Llegué a la casa a las 3 de la tarde a almorzar y luego a descansar algo. En la noche empezamos a ver una nueva serie española GRAN HOTEL me pareció muy buena y muy entretenida por la cantidad de personajes algo divertidos. Esta situada a principios del siglo 20 en España . De verdad recomendable.

A las 10 y media de la noche me llamaron del hospital . Tenía una apendicectomía de emergencia y mi compañera de primera llamada seguía en una craniectomía. No me quedó mas que acudir y regresé a la casa a la una y treinta de la noche. La ciudad realmente tétrica. Lluvia, frío , desolada, ni un solo auto. Los 7 kilometros del hospital a la casa se me hicieron interminables a pesar de que la falta de tráfico hizo que llegara en apenas 15 minutos......

DIA 29

HOY DE TURNO DE PRIMERA LLAMADA . Fui al hospital como siempre muy temprano. Salí cansado de la casa las 6 am . No había podido descansar mucho ya que llegué tan tarde la noche anterior. La ortopedista había programado el retiro de material de osteosíntesis de la columna de una niña de 10 años. Era una emergencia ya que las barras estaban visibles y le causaba un dolor terrible. Había que dormirle y colocarle boca abajo. Decidí colocarle una vía arterial para el monitoreo continuo de su presión arterial. Le intubé con el videolaringoscopio con un tubo reforzado para que no se pueda colapsar en la posición prona . Afortunadamente no se demoró mucho y tampoco requirió transfusión sanguínea a pesar de que el procedimiento fue bastante invasivo.

A las 5 de la tarde pasaron la herida de la mano de una niña . Sin novedades. Y en la noche me llamaron al piso de pediatría para colocar una vía venosa en una niña de 2 meses deshidratada y que ya habían intentado colocarle la vía con varios pinchazos. Siempre les hemos dicho que antes de pincharle tantas veces deberían llamarnos. Los anestesiólogos tenemos mucha experiencia ya sea así simplemente o con el uso del ecógrafo o con el niño dormido con máscara solo para que se quede quieto y poder canalizarle la vía. No estuvo tan fácil y los padres del niño eran un par de médicos jóvenes que habían hecho su pasantía en nuestro hospital. Estaban muy ansiosos porque les habían dicho que la niña probablemente era COVID . Yo solo tomé las precauciones generales . De pronto fue un error de mi parte pero bueno ya le habían tomado la muestra para la prueba rápida PCR , así que en dos días sabría el resultado.

Hoy no pude revisar las estadísticas.¡¡¡

Al llegar a la casa recibí una llamada de Manuel. Quería algunos consejos respecto al manejo de la situación económica por la que atraviesa el grupo. Nosotros hacemos un fondo común . Es decir cada factura que yo emito o las de mis compañeros ingresa a una cuenta en común. Luego de hacer los respectivos descuentos de retención en la fuente, gastos de oficina, seguros médicos , etc queda un monto que puede ser repartido en base a una tabla que yo la cree hace 6 años y que toma como factores de distribución los años de servicio en el grupo, tiempo de graduación como anestesiólogo y subespecialidad. Esto ha funcionado bien pero ahora en este momento de pandemia dos de los integrantes del servicio que ya han cumplido mas de 70 años obviamente no pueden seguir acudiendo al hospital . El riesgo en ellos es muy alto ya que en cualquier momento se pueden infectar y la probabilidad de complicarse y morir es muy alto. Ahora si no trabajan, ¿cómo se los puede compensar económicamente.....??? Bueno creo que Manuel lo ha tenido muy difícil y sobre todo estos temas son tan delicados que no quisiera estar en sus zapatos. Pienso que llegará a un buen acuerdo con los doctores. Sobre el monto de honorarios que le pagamos al abogado tributario ya quedó muy claro. No podemos seguir pagándole tanto. Parece que él ha entendido . Tenemos que aprovechar las circunstancias y ponernos todos en la nueva realidad.

Benarda empezó nuevamente sus clases de guitarra on line hoy. El método funciona bien y estuvo contenta. Lamentablemente no ocurre lo mismo con el entrenamiento de natación. Es increíble como hace justo un año ganaba 5 medallas de oro en los juegos nacionales como seleccionada de Pichincha en la categoría 14 años. Incluso logró romper un récord nacional en pecho 50!! Ahora no puede sino hacer alguno que otro ejercicio estático y de nadar …. nada!!!. Bueno, dicen que los grandes deportistas se recuperan rápidamente luego de suspender su actividad ya sea por lesiones u otras situaciones. Ya veremos ¡¡

Empiezan a difundirse muchas noticias conspiradoras sobre el origen del virus. Ya desde un principio se oyó que el virus se escapó de un laboratorio de Wuhan. Otras teorías ahora apuntan a científicos americanos. Sea lo que sea el hecho es que este virus está causando mas muertes que el tsunami del 2004 y no creo que se quede ahí. Lo que los defensores de las teorías de conspiración digan a mi personalmente no me importa. Yo estoy viendo como mi hospital ya se está llenando de pacientes con síndrome de distrés respiratorio en terapia intensiva que antes no los teníamos….

DIA 31

Hoy día había quedado con María Luisa en ir a vacunar a un paciente de ella . Un niño de 5 meses. No sé como me dejé convencer, supuestamente solo tenía que llegar, preparar las vacunas y administrarle. Los padres no querían salir de la casa y María tampoco así que me tenía que sacrificar. Primero tuve que pasar por el almacén donde venden las vacunas en la avenida América. Y el edificio donde viven estas personas quedaba cerca en la avenida Granda Centeno. Bueno fui con todas las precauciones y ellos me recibieron igualmente con todas las medidas. Me retiré los zapatos antes de entrar a la casa y con guantes y mascarilla. No estuvo tan difícil como creía que podría ser. Además solo tenía que recordar mi práctica como médico rural hace ya 29 años en Puembo. Allí participaba en las campañas de vacunación sin ningún problema. Era cuestión de recordar....

Al salir hacia mi casa y cerca de la avenida Gaspar de Villarroel me detuvo la policía para revisar mi salvo conducto. Ningún problema , como llevaba mandil y con mi tarjeta del hospital me dejaron pasar sin problema.

En la tarde María decidió abrir una página profesional en FACEBOOK y le ayudé a configurarla . Fue fácil pero tiene que pagar por ser una página comercial. Esperemos que funcione y empiece a tener mas pacientes por telemedicina.... Aproveché y cambié mi foto de portada : obviamente con el traje y el faceshield en el hospital. Recibí muchos likes¡¡¡¡

Un día pésimo 350 casos nuevos

Parece que Manabí y sobre todo Manta y Portoviejo tienen muchos casos y una mortalidad alta en relación a su población. Ojalá mi amigo Diego y su familia estén bien. No me atrevo a llamarle. NO NEWS , GOOD NEWS.

DIA 32

Hoy luego de recibirle nuevamente al repartidor del gas y de haberle exigido que me cambiara el tanque de la semana anterior que no adaptaba bien, me puse a hacer el ritual de limpieza pero esta vez con la aspiradora. Esta aspiradora es un monstruo pesadísimo y subirle a los dormitorios es toda una proeza. Yo prefiero la escoba a decir verdad .

María Luisa luego del almuerzo tuvo una nueva entrevista con radio Patria. . Allí algunos padres pudieron hacerle preguntas sobre los riesgos de la infección COVID para los niños. Me pareció mas importante la preocupación sobre la vacunación de los niños. Muchos de ellos se están quedando sin vacunar por el temor de las madres a salir y poder contagiarse. María fue muy clara. Hay vacunas que pueden esperar sobre todo en los niños mayores de 1 año. Los menores no deberían esperar y acudir previa cita al centro de salud que les corresponda. Sería lo sensato.

En la tarde se me ocurrió amasar un pan. Lo hice con muchos cereales, avena, quinoa, cebada, harina integral, semillas de ajonjolí , semillas de hinojo, semillas de linaza.   Quedó muy bien . El sabor que mas resaltó fue el hinojo. Super potente.

Pudimos sentarnos a ver la serie Gran hotel. De verdad entretiene.

Hoy 250 casos nuevos

DIA 33

Nunca he sufrido de pesadillas pero hoy me desperté exaltado y casi gritando. He leído que en todo el mundo la gente esta sufriendo de pesadillas relacionadas a la cuarentena, al confinamiento y a la pandemia en sí . Pero esta pesadilla realmente fue espantosa... Veía como mi abuela quien ya murió hace casi 20 años entraba a un ascensor junto a dos personas. Un hombre y una mujer jóvenes y elegantes, bien vestidos. Yo desde lejos la vi, y me apresuré a darle alcance y justo cuando se cerraba la puerta del ascensor logré detenerle y pude entrar . Todo el ascensor estaba lleno de fundas negras llenas de cadáveres y veía como a mi abuela la metían en una de esas fundas y le forcejeaban con una cinta alrededor.   Mi reacción fue empezar a gritarles y a pegarles para que dejaran en paz a mi abuela. Ella estaba viva. ... Obviamente en ese momento me desperté ... ya se pueden imaginar con que angustia.

Para olvidarme de esta sensación de angustia decidí bajar luego del desayuno a cortar el césped. Esta vez tenía que hacerle trabajar a la cortadora y no dejarme vencer por la tecnología . No había leído las instrucciones de la máquina y tampoco quería llamarle a José para que me dijera como armarla . Tenía que primero cargar el motor con gasolina. En la bodega encontré una botella que supuse que la tenía lista para llenar el motor . Así lo hice. Luego había que armar la cuerda de plástico alrededor del cabezal giratorio. Eso es lo que corta el césped. Después de algunos intentos logré que se quedara fijo . Me puse el escudo facial y a cortar.... Me demoré casi una hora en todo el jardín . Me sentí contento aunque desde arriba se veían huecos y áreas desiguales. No me importa , el hecho es que ese césped no podía más . Estaba casi de cuarenta centímetros de alto . Aún recuerdo que cuando viví en Hoorn, en mi año de intercambio ,en la época calurosa, el césped crecía día a día . Lo cortabas y al otro día había crecido nuevamente. Allá si que tocaba trabajar con él .

En la tarde Berni hizo unas galletas de Mascarpone cheese . Espectaculares.

DIA 34

DOMINGO

Si no fuera por el calendario del teléfono no nos daríamos cuenta que es domingo . No había nada que podamos hacer. La caminadora empezó a dañarse, se detiene en medio del programa y hay que reprogramarle. Resulta muy incomodo.

Berni paso molesta por esto. Hay que comprar una nueva ¡¡¡¡¡¡ No tan fácil hijita¡¡¡¡

En tiempos normales en un Domingo hubiera ido al club por la mañana a hacer algo de ejercicio primero la caminadora muy inteligente con el programa perdida de peso . Colocaba mi edad y mi peso y siempre me permitía llegar a una frecuencia de 111 latidos por minutos . 45 minutos. Luego pesas claro siguiendo mi orden normal con tres series de 12 , primero pecho , hombro , abdominales, tríceps , bíceps y espalda. Mi amigo Diego se burlaba de este entrenamiento. Nada serio según él. Peor es nada pienso yo . A seguir, media hora en el área húmeda, jacuzzi, sauna y turco. Ahora simplemente, con unas mancuernas en mi cuarto ...

Llegamos a 9400 casos

DIA 35

Un día terrible para mí. Bernarda ha decidido cortarme el saludo y no me dirige la palabra. Su disgusto de ayer parece que aumentó hoy día. Bueno, ella es la adolescente, no yo, así que simplemente esperaré a que le pase. No me gusta pasar así.

Para romper el hielo fui a su cuarto a pedirle que me permitiera usar su antigua mac book ya que el año pasado le había comprado una nueva y ésta estaba sin usar. Yo quería empezar a escribir este libro y lo mejor era hacerlo en la mac . Dijo que bueno y eso ayudó para recuperar un poco la comunicación. A veces creo que ella debe verme como a un viejo temático y anticuado. Es normal que los hijos miren así a sus padres. Yo pasé lo mismo con el mío y no le culpo. Además no soy nada moderno y siempre veo las cosas muy rígidamente. Yo sé que en el fondo ella me quiere pero sé que le molesta esa rigidez. Yo solo espero que madure y poco a poco empezará a tener una mejor relación conmigo. El confinamiento no necesariamente es negativo. Ahora nos vemos mucho más que antes y esto definitivamente es bueno.

En la tarde Edgar me contó que había tenido su primer paciente COVID. Le llamaron a intubar en la emergencia. La experiencia sigue siendo decepcionante. Hay mucho por mejorar sobre todo en la planificación de las drogas y el manejo del ventilador.

600 casos nuevos

DIA 36

En todo el tiempo de confinamiento no había limpiado los autos, y llegó el día. Tengo el problema de que los mirlos se acercan a los espejos retrovisores y ahí se defecan y me ensucian el parabrisas, los retrovisores y las ventanas laterales delanteras. Esta vez no solo limpié todo ese desastre externo, sino también desinfecté el interior con gel de cloro. En los autos tengo un mandil, zapatones, y gel para las manos. Ahora se me ha ocurrido una buena idea, voy a poner unas fundas cobertores sobre los espejos así los pájaros no se pueden ver a si mismos y dejaran de posarse y hacer sus necesidades. Alguien me ha dicho que también puedo colgar en el garage unos discos de CD viejos . Ellos se asustan con el reflejo.

Hoy era mi turno para la cocina. Habíamos decidido hacer comida ecuatoriana y qué mejor que preparar la misma fritada que ya había aprendido a hacer. Pero esta vez las cosas no salieron tan bien . No sé por qué la olla no sonó y cuando me di cuenta ya el agua se había evaporado toda . Afortunadamente fue a tiempo y evité que todo se quemara. Algo sí, pero no se dieron cuenta.

Ya en la tarde Gustavo me llamó a contar que habían decidido la comisión económica del grupo, desde esa quincena repartir el dinero a todos por igual. La razón era que todos estamos enfrentando los casos COVID por igual y no sería justo que unos ganen mas que otros . Me pareció razonable. Igualmente habían resuelto el tema de las dos secretarias. Trabajarían menos horas según la ley de emergencia .

DIA 37

Ayer fue comida ecuatoriana hoy decidimos hacer tortilla española. Buscamos en internet la mejor y mas fácil . Me pareció muy interesante. Yo creía que simplemente era batir huevos y poner las papas y a la sartén. Pues no, es toda una técnica y siguiendo los pasos quedó super bien.

Las papas había que cocinarlas a fuego lento por 20 minutos . Luego batir los huevos y cubrir las papas con la mezcla. En una sartén honda verter la mezcla con cuidado y a fuego bajo separando los bordes. Y tapar. Ya cuando se vea que el fondo esta cocido se pone una tapa sobre la tortilla y se da la vuelta en una maniobra rápida y ágil . Se fríe otros 20 minutos y ya está. Las papas deben ser cortadas en triángulos y no muy pequeñas. Así en un plato se corta desde el centro en pedazos triangulares. Y se sirve caliente . En la receta original llevaba cebolla. Pero nosotros preferimos no ponerla.

Bernarda ya está mas comunicativa y parece que me ha "perdonado" . Luego de su clase de guitarra estuvo mejor...

Mas de 400 casos nuevos.

Día 38

Nuevamente madrugar para ir al supermercado. Esta vez salí a las 5:15 de la casa . Casi no hay autos . Me demoré muchísimo a pesar de que ya conozco donde están los productos. Esta vez compré algunos productos para mi madre y otros para mi suegra. Les pasé a dejar a cada una y luego a la casa al mismo protocolo de desinfección.

Este día decidimos que haga mi famoso plato de arroz oriental, el NASI GORENG indonesio. Es algo diferente que el chaulafán chino típico de los restaurantes chinos ecuatorianos. Se lo puede preparar con cualquier verdura que encuentres en el refrigerador: Ahí les va la receta.

Primero en un WOK se fríe cebolla perla cortada en juliana, previamente calentar el aceite preferiblemente de girasol con un poco de azúcar blanco, inmediatamente ajo picado un diente, y las carnes , una pechuga de pollo cortada en trozos pequeños, y una tira de lomo de cerdo también cortado en trozos pequeños. Y cuando se hayan dorado añadimos, pimiento verde o rojo picado en juliana, zanahoria cortada en tiras delgadas y largas, tres hojas pequeñas de col cortadas en tirillas largas y muy delgadas . Una vez integradas estas verduras se añade los condimentos. Pimienta, sal, polvo de jengibre, cúrcuma o curry, y polvo de lemon grass o hierba Luisa. Se sigue moviendo y se añade tres tazas de arroz blanco cocinado el día anterior y guardado en la refrigeradora. Entonces se sube el fuego a lo máximo y se debe empezar a mover toda la mezcla para evitar que se queme y para que el arroz se empiece a freír. Se añade unos camarones previamente pasados en un hervor de unos minutos, 3 o 4 por persona y una tortilla de huevo igualmente hecha con 1 solo huevo y cortada en tirillas. Se sigue moviendo con una espátula de madera y se añade al gusto salsa de ostras y salsa de soya. Para terminar y siempre moviendo el arroz, se añade cebolla blanca cortada en tirillas largas hasta que saque su aroma y punto. Se apaga el fuego y se tapa para que se mezclen los sabores y olores. Algunas veces he añadido apio, brócoli picado, etc. En *realidad cualquier verdura. Como para concursar en Masterchef !*

Cuenta del día. Subimos de golpe a mas de 11000 casos

DIA 39

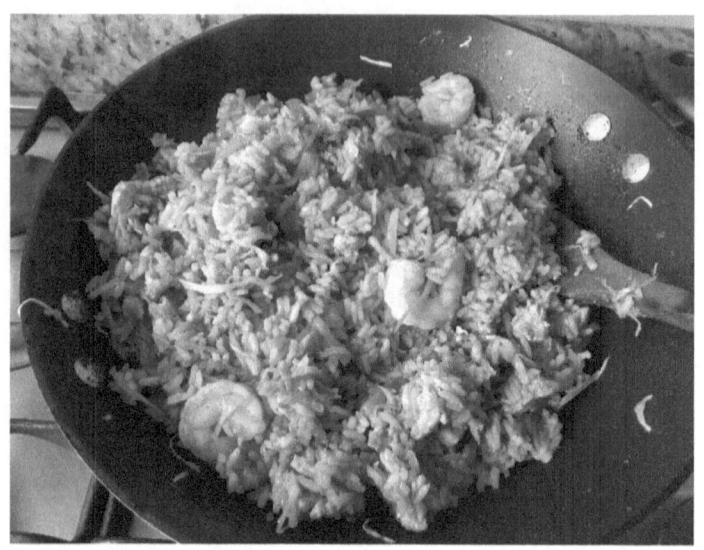

Hace mas de un mes que no me he cortado el pelo. Parezco homeless , así que no me quedó mas que agarrar unas tijeras, la rasuradora y dale, a lo que salga. Me demoré como una hora y con juegos de espejos, y algo de paciencia , según yo, quedó muy bien. Me sentí muy aliviado sobre todo el área arriba de las orejas. En ese sector usé mas la afeitadora tratando de no ocasionar huecos. Con la tijera simplemente poniendo límite con los dedos de la otra mano corté hacia atrás y punto. El resultado: bueno.

Para el día de hoy había decidido hacer la famosa sopa de bolas de maíz. Vi la receta en el libro de Kristy. Ese famoso libro que tienen todas las madres quiteñas de antaño . Es muy difícil hacer las bolas y que queden compactas y no se deshagan al botarlas en el caldo. Quedó muy bien y todos comimos con gusto. Es algo para repetir.

A las siete y media de la noche tuvimos una reunión online del servicio. Era la primera vez que nos íbamos a ver todos aunque sea a distancia. Esto de las reuniones por zoom me parece una maravilla. Se puede uno esconder, y seguir presente, opinar, apagar el video, apagar el audio, escoger a quien ver y a quien no, silenciar al que no te interesa oír y por ultimo abandonar el meeting y tal vez nadie se dará cuenta. El tema de la reunión, escuchar de boca de todos como nos estaba yendo con el manejo de los pacientes. Yo creo que gracias al empeño que han puesto principalmente los colegas más jóvenes hemos logrado revisar todos los protocolos en todas las circunstancias a las que no vemos abocados con los pacientes COVID. La intubacion con videolaringoscopio, y el aerosol box. El proceso de donning y doffing, el manejo de las pacientes obstétricas COVID, los pacientes pediátricos, y ahora sabemos mucho sobre las pruebas diagnósticas . Los test rápidos de PCR y las pruebas de microelisa para la búsqueda de anticuerpos . Todavía hay muchas cosas que no están muy claras sobre todo respecto a los medicamentos útiles para el tratamiento antiviral. Hay muchas dudas respecto al uso de la hidroxicloroquina que es promovido políticamente por Donald Trump y que su asesor Fauci no se atreve a decir que parece que no sirve para nada. El uso de otros antivirales tampoco ha sido demostrada su utilidad. Y lo mismo los corticoides. Muchos en la reunión como siempre no hablaron nada , solo escuchan, otros en cambio opinan mucho..

Casos : Hemos superado los 22000 , ahora ya estamos entro los peores 20 en el mundo.

Día 40

Desayunamos pancakes hechos por la Berni. Le quedan muy bien. Usa esa mezcla que se puede comprar en el supermercado ya lista . Solo le añade un huevo y algo de leche y a la maquina. Con miel de mapple y algún dulce.

Había que cortarle las uñas a la Canela. Usualmente se le lleva cada mes a que le bañen, le corten el pelo y las uñas . Por lo menos hoy intentaría cortarle las uñas ya que encontré en la bodega el alicate . Todo terminó en un desastre. No sabía que los perritos tienen uñas irrigadas por vasos sanguíneos hasta casi la punta y al cortarle la primera uña perecía que le había cortado la arteria principal de la pata . Todo el piso manchado de sangre y la perrita aullando de dolor y la Berni gritando de pena . Claro todo era mi culpa . Yo no me asusté tanto mas que por los gritos de todo el mundo. Le puse un algodón con alcohol y a los pocos minutos dejó de sangrar . Pues ahora tendrá que aguantarse con las uñas largas y nosotros también . Es tan cariñosa la pobre....

Pude hablar en la tarde con mi prima Amparito. Mi tía Carmela , una hermana mayor de mi padre falleció ayer. Tenía 94 años y los últimos años vivía con ella y estaba bajo su cuidado. Que lamentable no poder ir a abrazarles.

Decidimos " ir al cine " en la tarde. Preparamos canguil, coca cola light, chips de papas, tostitos y guacamole. Nos sentamos en nuestra sala decididos a ver por lo menos 6 capítulos del Gran Hotel. Me encanta la actuación del inspector y su ayudante. Son unos personajes tan cómicos......la gobernanta del hotel , el gerente del hotel, etc. son todos unos actorasos. Hay en cada capítulo algún crimen por resolver, alguna desaparición y siempre hay algún herido que lo resuelven con prácticas de medicina que ya quisiera que existieran en la actualidad ....

Hoy no reportaron cifras . Seguramente las están maquillando.....

DIA 41

DOMINGO

Desayunamos tarde casi a las 10 . Fue un desayuno super saludable. Me preparé un jugo de frutas con plátano, papaya y naranja . Quedó muy bien. Pan tostado con mermelada y queso mozzarela. Fui a mi cuarto a escuchar música . En youtube puedes encontrar música de todo y es como si al entrar, la app ya conoce quien eres y que edad tienes . Y cuales son tus gustos. Aparecen listas de canciones que te encantan. La app ya sabe , John Denver, Simon and Garfunkel, Frank Sinatra, Joan Manuel Serrat, Miguel Bosé , Pasión Vega, Celine Dione, no me puedo quejar. Esta vez empecé con Miguel Bose: "Te amaré" ...

Para el almuerzo preparé tallarines con salsa de tomate y queso Mascarpone, En realidad es un queso muy grasoso. Parece el queso que comemos con papas cocinadas. En todo caso se le añade albahaca , perejil, miel, y un poco de brandy. Genial

El gobierno a través del COE comunicó hoy que a partir del 4 de Mayo empezaría la semaforización del confinamiento. Es decir ahora todos seguimos en semáforo rojo. Solo se puede salir con salvoconducto y de 5am hasta las 2 pm. Y de acuerdo a la placa de tu auto 2 días a la semana . Con el semáforo amarillo el horario pasa de 5am a 6 pm y puedes salir 4 veces a la semana incluido el Domingo. Y el verde será cuando ya hayan bajado los niveles de transmisibilidad entonces el toque de queda empezará a la media noche hasta las 5 am. El transporte público podrá salir en amarillo pero al 50 % de capacidad. Siguen suspendidas las clases presenciales. Se permite también ya abrir los negocios pero con normas y protocolos de bioseguridad. Es decir mascarilla, distanciamiento social, mínimo 2 metros y lavado de manos y uso de gel. A nivel hospitalario se permite ya las consultas externas y las cirugías programadas. El Alcalde de Quito ha dicho que la ciudad permanecerá en semáforo rojo hasta principios de Junio. Me parece acertada la decisión aunque sea egoísta . Esta bien desde el punto de vista médico y epidemiológico pero la población no aguanta ya un solo día mas sin salir a trabajar. Que difícil decisión...

DIA 42

Estoy de tercera llamada en el hospital y me levanté temprano para estar listo ante cualquier emergencia. En tiempos normales a las 7 y media de la mañana ya hubiera tenido que empezar en el área de endoscopía digestiva todas las sedaciones para los procedimientos de Colonoscopia y endoscopia alta. Son dos salas y trabajábamos con dos residentes. A veces pienso que el nivel de atención sobre la sedación es tan alto, que creo que me siento mas cómodo en una cirugía con anestesia general de cinco horas que en estas sedaciones tan cortas de 30 minutos y que requieren de tu extrema prolijidad y exactitud. Si le administras más de la dosis necesaria el paciente puede caer en anestesia general y ya te ves en el problema de ventilarle y si le administras una dosis menor el paciente se despierta en pleno procedimiento y obviamente el gastroenterólogo se disgusta. Ellos no entienden que los límites entre lo uno y lo otro son muy sutiles. Ellos quieren una sedación con características de anestesia general , pero que responda a sus pedidos, y apenas acaben su procedimiento se despierten y estén felices..... Las cosas no son así de simples y nosotros realmente estamos con un nivel de tensión muy alto. Bueno hoy no sería el caso ya que los procedimientos endoscopicos están suspendidos por obvias razones .

La mañana me entretuve haciendo el puzzle y leyendo algo y justo cuando me disponía a bajar a almorzar , la llamada del quirófano. Había una laparoscopia por quiste de ovario accidentado.

Igual regresé a la casa las 16:00 a devorar lo que había preparado María. Lomo de cerdo al horno. Estuve pensando que en todos los casos de pacientes que intubamos con el videolaringoscopio podríamos colocar en la facturación un nuevo código de videolarisgoscopia directa. Creo que sería lo mas justo ya que requiere de entrenamiento y el riesgo de contagio sigue siendo alto a pesar de utilizar todas las protecciones. Manuel estuvo de acuerdo. Autorizó a que pudiéramos pasar ese código y como novedad registrar en la hoja de anestesia las razones por las cuales utilizamos esa técnica.

En la tarde tomamos té con pastel RED Velvet que preparó la Berni. No nos habíamos dado cuenta que la caja estaba caducada pero bueno, no nos hizo daño. Como dice el dicho: Lo que no mata , engorda,..........

Casos nuevos 550

DIA 43

Estando de segunda llamada, que creo es el peor día, no tenía mas que estar listo para cualquier cosa . En efecto a primera hora me pidieron que acudiera a una cirugía de un absceso inguinal . Terminé pronto ya que no lograron sino explorarle superficialmente puesto que resultó ser un tumor probablemente muy invasivo así que decidieron primero investigarle más y luego de quimioterapia, sí, la resolución quirúrgica.

Regresé temprano a la casa y a las 8pm de nuevo el teléfono: una cesárea. Fui muy rápidamente pero regrese 11:30 pm. Hasta pasarle el chequeo preanestésico , alistar el quirófano, iniciar la anestesia raquídea, el procedimiento quirúrgico que generalmente dura 1 hora y media, llevarle a la paciente a recuperación, dejarle estable, y terminar todos los registros, recetas y facturas ... todo toma tres horas mínimo. Además que ahora para salir del hospital sigo un verdadero ritual en el vestidor. Prácticamente me baño en el lavabo, cara, manos, cabello, los lentes, desinfecto todas mis pertenencias, me pongo zapatones y salgo, poniéndome alcohol en las manos luego de atravesar cada puerta .
Casos nuevos : mas de 1000

DIA 44

Día de turno. Era ya de esperarse que me tocaría un paciente COVID. En efecto a horas de la tarde tipo tres me encontraba en una apendicectomía de un niño de 5 años y entró la enfermera al quirófano a comunicarme con tono trágico: Dr. Andrade , le llaman de los quirófanos de enfrente (al hospital del día) y dicen que necesitan operar una paciente de 38 semanas de gestación con actividad uterina y ruptura de membranas, cesárea previa, y tiene la prueba rápida positiva para COVID. Lo tomé tranquilamente y solo tenía que buscar quien podría reemplazarme en la apendicectomía que estaban por terminar.

Personalmente llamé al quirófano de hospital del día a recabar mas datos, hora de ayuno , exámenes de coagulación, biometría hemática, etc. Todo estaba bien. Me indicaron que el esposo también había tenido una prueba de Ig G positiva. La paciente estaba asintomática. Empezamos a preparar todo lo necesario para cruzar ya que tenía que ir con el team completo. Circulante, instrumentista, y todos los materiales necesarios para el procedimiento. Yo me adelanté con los ginecólogos y el neonatólogo. Llegamos al área en donde nos recibió la enfermera encargada. La cirugía se la realizaría en el antiguo quirófano 3 que es el único habilitado para cirugías. Los otros son ahora salas individuales de terapia intensiva con paciente COVID intubados. La enfermera inmediatamente nos guió al cuarto en donde recibiríamos los trajes de protección personal EPP . Ella con mucha paciencia nos fue indicando uno por uno como colocarnos los trajes desde la primera desinfección de las manos, los guantes, los zapatones, y nos entregó una mascarilla N95 a cada uno. Nos cubrimos muy bien con los visores y las gafas. Ya dentro del área, el enfermero con un marcador escribió en el pecho de cada uno nuestro nombre para poder distinguirnos. Es válido. De lo contrario no sabes quién es cada disfrazado. . Antes de entrar le pedí al residente que fuera a hacerle el chequeo preanestésico a la paciente en la habitación del hospital del día donde se encontraba . Toda este área se ha transformado en hospitalización COVID y todos están con sus EPP. Como era de suponerse la cirugía no empezó sino una hora después ya que el personal de quirófano con todos sus equipos, llegaron mas tarde y la paciente no pudo pasar hasta el quirófano sino cuando todos estábamos listos. Aparentemente sería una cesárea común sin mayor riesgo. Un poco pasada de peso la paciente pero nada más . Ya en el quirófano y con la paciente en la posición correcta para el bloqueo raquídeo noté que las gafas que tenía puesto empezaron a empañarse . No podía hacer nada sino tratar de respirar mas lentamente . Cuando regresé del lavabo donde me lavé las manos , en realidad los guantes, empecé a sentir que no podía respirar bien y sobre todo un dolor muy fuerte en las orejas. Claro al colocarme las dos mascarillas , la N95 primero y luego la quirúrgica, no me percaté que detrás de las orejas las dos se enredaban y ocasionaban que las orejas de doblasen hacia adelante. En un principio no lo noté pero como ya había pasado mas de una hora de lo que estaba esperando, el dolor apareció y era realmente intenso. Procedí sin pensarlo más , olvidándome del dolor, a bloquearle a la paciente y colocarle en posición supina para que puedan empezar a operarle. Afortunadamente el bloqueo no fue difícil y ahora a esperar que todo vaya bien. Empecé a pensar en todas las posibilidades y como podría enfrentarlas. Que tal si el bloqueo raquídeo era insuficiente. Tendría que pasarme a anestesia general, y si los cirujanos tienen alguna complicación que me obligue igualmente a dormirle y ponerle monitoreo invasivo?? Si llegara a tener una hemorragia masiva tendría que canalizarle una vía periférica mas gruesa e iniciar todo el protocolo de transfusión sanguínea. Y en ese sitio me sentía abandonado, y con tanto equipo de protección que realmente no sé de donde hubiera sacado fuerzas para enfrentar todo eso. Por suerte todo fue bien y no fue necesaria ninguna intervención adicional. El residente se encargó de toda la documentación pero obviamente luego de salir del quirófano ya que a la sala no se podía llevar nada más que tus manos enguantadas …. Podría decirse que fue una experiencia inusual, extraña, miedosa, donde sientes en todos tus sentidos algún disconfort…. Salí del área y la misma enfermera me guió atentamente al proceso de doffing apropiadamente y ya solo con la ropa habitual pude ir al vestidor y ducharme. Todo duró casi 4 horas lo que normalmente una cesárea se la realiza en hora y media. Pienso que todo estuvo muy bien preparado y previsto. Y para ser la primera vez siento que no me fue tan mal . La próxima vez iré mas tranquilo….

Todo el día del turno estuvimos trabajando . Tuvimos en total diez cirugías, lo cual en época normal ya hubiera sido mucho y tuvieron que venir hasta el de cuarta llamada. Fue bueno así poco a poco podremos recuperarnos …. La última cirugía fue una apendicectomía laparoscópica que la pasaron a las 6 de la mañana , poco antes de que terminara mi turno. Odio que pasen cirugías cuando está por terminar mi turno. Es muy molestoso tener que llamarle a otro colega a que te reciba el caso y activar el protocolo de relevo . En esta ocasión y luego de lo que pasé no quería quedarme ni un minuto más...........

DIA 45

A las 7 y 30 de la mañana ya estaba en mi casa. Cansado, conmovido y algo asustado. El temor de haberme contagiado te pone mal. Me saqué toda la ropa a la entrada del garage y tarjeta , billetera, llave, las dejé sobre el mueble de la sala de estar. Fui a ducharme nuevamente y a tratar de dormir. María bajó y desayunamos juntos , claro le conté todo lo que había pasado con la paciente de la cesárea . Su preocupación mas que como me había ido a mí era saber como le recibieron los neonatólogos al bebé, y si le acercaron a la madre luego de nacer. En efecto lo hicieron a pesar de que yo le había cubierto su cara con un plástico. El neonatólogo le dejó al bebé un buen tiempo junto a la madre y la recuperación sería conjunta tanto la madre como el bebé se quedarían en esa sala hasta que juntos pudieran salir a su habitación. A María le pareció bien y según ella la lactancia debería ser inmediata. No hay razón para postergarla. .....
Descansé, medité y revisé información . Así concluyó el día no sin antes recibir la llamada de mi amigo Edgar quién quería saber detalles de

como manejé el caso de la primera cesárea COVID...

DIA 46

Uno de Mayo. Las celebraciones del día del trabajo estarían empañadas en todo el mundo. La cuarentena haría que los trabajadores no pudieran salir a expresar sus protestas y sus reivindicaciones justas y hoy mas que nunca esas necesidades son más urgentes. Aquí en el Ecuador la situación es catastrófica. A pesar de los planteamientos del gobierno para que los trabajadores no pierdan sus puestos de trabajo , hay muchísimas empresas que han despedido a cientos de trabajadores, o simplemente les han suspendido o bajado sus horas de trabajo. Aparentemente las empresas siempre deben tener algo de capital para enfrentar una situación así pero antes de la cuarentena ya la situación era mala. Muchas empresas no podían resistir más la falta de crecimiento económico de la economía ecuatoriana. El Ecuador estaba entre los países con menos crecimiento de Sudamérica y con el dólar como moneda la posibilidad de devaluar no existe. El gobierno ya había pasado por los serios disturbios sociales del mes de octubre pasado donde tuvo que retirar las medidas económicas que elevaban el precio de los combustibles como única alternativa para mejorar los ingresos del estado. Si no retiraba esas medidas la situación hubiera degenerado en una confrontación social de impredecibles consecuencias. Quito estaba sitiado por representantes de las comunidades indígenas y todo el país paralizado. Ahora se estaba buscando algunas alternativas para salir de la crisis fiscal, entre otras, mejorar la recaudación tributaria, disminuir el gasto y mejorar las cuentas externas con miras a obtener prestamos importantísimos del FMI. Y cuando parecía que el gobierno estaba consiguiendo alguna mejora, se viene esta pandemia y nos hunde más, esta vez sin salida, pienso yo.

Casos ¨: Ya hemos llegado a los 22000 casos y sigue en aumento

DIA 47

DÍA SÁBADO. Fui al jardín en la mañana temprano a revisar como estaban las plantas que había sembrado ya casi hace un mes. Tengo ya seis plantas de fréjoles y cuatro de maíz. No sé qué pasó con las zanahorias y con la rúcula. La María dice que se demoran un poco mas en salir. El césped del jardín esta super crecido y no sé si sería mejor que José viniera a cortarlo. Está lleno de huecos y si sigue creciendo así solo conseguiremos que se dañe. Ya veré que hacer, estos días no ha llovido casi nada durante toda la semana así que con la manguera regué lo que mas pude de agua tanto las jardineras como el césped y obviamente mis fréjoles.

El almuerzo estuvo aburrido, pollo a la plancha y puré de papa de caja. Berni me pidió que preparara la limonada rosada que le gusta. Es un poco laboriosa ya que hay que desgajar la toronja rosada sin que se te pase ni una sola parte de la cobertura interna de cada gajo. Si esto pasa la limonada quedará muy amarga. Le añades limón y si quieres jugo de naranja y queda una super CITRUS PUNCH.

En la tarde me senté a tratar de volver a interpretar esas dos canciones de Richard Clayderman que las tocaba cuando estaba en el colegio. "balada para Adelina y Matrimonio de amor " Son bastantes simples y pegajosas.

Luego me comuniqué con mi madre y la tía susana por video conferencia. Se les ve bien y siempre están contentas y felices. A diferencia de nosotros que solo tomamos el café de la tarde , ellos meriendan generalmente algo que sobró del almuerzo ..

Casos Hoy hubo 1300 casos nuevos y 380 muertos suman ya 1371

DIA 48

DOMINGO 3 DE MAYO

Día de descanso para todos. Como siempre busqué para el almuerzo una receta especial. Había comprado en el supermercado dos berenjenas y quería ver que se puede hacer con ellas. Encontré una receta italiana de berenjenas apanadas. Se les corta en rodajas y se les deja en agua durante una hora. A continuación se les pasa primero en harina por ambos lados , huevo batido y apanadura. Así listas se las pone en una sartén amplia a fuego medio y se les dora por ambos lados. Quedan super suaves y sabrosas y esto servido con salmón a la plancha y ensalada de lechuga. Un almuerzo completo. Estoy aprendiendo a limpiar y a lavar los platos mientras cocino. Ese era un pésimo defecto y terminaba toda la cocina patas arriba y daba pena entrar con todos los platos y ollas sucios. Bueno me he propuesto dejar de hacerlo así y las cosas salen mejor.

Hoy las 20:00 decidimos mirar las noticias. Nunca lo hacemos pero hoy era importante por lo de la semaforización. Empieza mañana y Quito estará en semáforo rojo hasta principios de Junio. No me quedó muy claro lo de los autos . Creo que el KIA terminado en 7 puede salir el Jueves y el Volvo terminado en 9 el Viernes. Es posible que Guayaquil decida pasar al semáforo amarillo a mediados de Mayo. La situación allá se ha estabilizado aunque las noticias no son siempre creíbles. La alcaldesa esta repartiendo hidroxicloroquina sin ninguna base científica y está claro que mas daño hace en los pacientes cardiópatas y el beneficio no tiene evidencia científica. Que difícil es llegar a un entendimiento sobre temas médicos. La población quiere una medicina milagrosa y eso no existe para ningún mal. Y si a esto añadimos los intereses políticos, la cosa realmente se sale de las manos. Por ahora la única solución es evitar el contagio mediante el distanciamiento social, el uso de mascarillas y el lavado de manos correctamente. El resto son medidas que en algo alivian sobre todo a los que se encuentran graves , antivirales, azitromicina, antitumorales, corticoides, todos tienen su momento y su indicación y esto no entiende el público en general y peor los políticos . Si tu propio organismo no vence a la infección y terminas complicado en UCI, lo único que podemos hacer los médicos es someterte a una ventilación mecánica que mejore tu falta de oxígeno, y medidas que disminuyan la inflamación . Algunos responden , muchos mueren.... Así de simple.

2074 casos nuevos   193 muertos en 24 horas

DIA 49

Dentro de mis planes para limpiar la casa no había tomado en cuenta que los muebles hay que limpiarlos también . Así que hoy por la mañana empecé a limpiar todos las veladores, cómodas, anaqueles, aparadores, etc. El polvo acumulado debió estar ahí mucho antes que la pandemia, jaja pero bueno ahora ademas con el trapo limpión y algo de desinfectante me aseguré que todo quedara bien.

A la hora de almorzar habíamos quedado en comer el pavo congelado y el relleno que dejamos en el congelador desde la navidad pasada. Era bueno así no teníamos que cocinar ese día . Me ofrecí a hacer arroz en el horno de microondas. La clave está en colocar el arroz con el agua en relación 1:3 es decir por una taza de arroz tres tazas de agua . Se le pone sal y se le tapa con esa tapa que tiene un pequeño escape para que no explote . Esta vez le añadí cúrcuma y ahí estuvo mi error. A pesar de taparle bien. Siempre sale algo de agua hacia fuera del recipiente y con la cúrcuma todo el interior del horno de microondas quedó pigmentado con un amarillo muuuy intenso. Por mas que usé todos los jabones , vinagres, etc. quedó pigmentado y creo que no saldrá nunca. Recibí todo tipo de insultos y como era de esperarse un nuevo microondas estará pronto en la lista de compras....

Hoy tuvimos una reunión por zoom con los copropietarios del edificio IBIS donde vivíamos antes y ahora tenemos nuestro departamento arrendado. Por la situación económica que todos tenemos, el pagar la alícuota cada día es más difícil . Principalmente los dueños de los departamentos superiores que son los mas grandes por tanto tienen una alícuota mayor. El nuestro tiene una alícuota de 13.5 % y tengo que pagar casi 630 USD de condominio. Les planteé que esta cantidad ya no puedo pagar y lo que recibo por el arriendo ya no cubre ese monto. Todos están en una situación similar así que quedamos en establecer medidas para rebajar los costos. Una de las medidas urgentes es disminuir la carga de los conserjes. Uno de ellos Tarquino

desde que empezó la cuarentena no está acudiendo al edificio ya que tiene 62 años y vive muy lejos, así que sus dos compañeros le han estado reemplazando . Por el momento esto soluciona en algo la ausencia de su puesto de vigilante pero no de forma definitiva , además que todo esto incrementa el valor que hay que destinar para el pago de sus salarios. Las horas extras cuestan más y si son nocturnas aun más. Lo bueno fue que como somos pocos condóminos apenas diez y todos nos llevamos bastante bien, se llegó a varias resoluciones y sin que hubiera desacuerdo alguno. Tarquino tendrá que renunciar voluntariamente y acogerse a su jubilación temprana.....
Casos 2000 nuevos

DIA 50

Mi desayuno consistió en un jarro de leche de avena y algo de granola . No tenemos pan en la casa pero la granola es un buen sustituto.
Estoy avanzando muy bien el PUZZLE . Por fin ya se ve claramente al hombre que arroja el balde de pintura sobre la mujer que pela papas. No hago mucho esfuerzo en acabarlo pero creo que me tomará un par de semanas más.
En el almuerzo nadie hablaba , silencio total. Había muerto el microondas y yo era el culpable. Que pena, no siempre salen bien las cosas. Volvimos a mirar la serie Gran hotel . Esta vez los tres juntos. Ayer la vieron Maria Luisa y Bernarda

solas. Yo preferí irme a refugiar en mi cuarto. Claro, me retrasé tres capítulos pero los ví mas tarde. Están a punto de descubrir que la madre de Alicia, la protagonista, fue la asesina de su esposo, el padre de Alicia, en contubernio con el administrador del gran hotel Diego, que a su vez era el esposo de Alicia. Julio ,el amante de Alicia, le ayudaría a descubrirles para así poder disolver su matrimonio y poder huir lejos y ser felices. Una verdadera novela Venezolana.. jaja divertidísima y las actuaciones cada vez mejores. Hoy no hay cifras

DIA 51

Siempre que hemos ido a la hacienda de la familia de Maria Luisa, Alobuela, en Chavezpamba, al noroccidente de Quito , mi suegra nos ha preparado unas tortillas de trigo, fritas en mantequilla y que no tienen levadura. Se las prepara muy rápidamente y son muy sabrosas. Como no teníamos pan, Bernardita que había aprendido de su abuela a hacer estas tortillas , nos sorprendió para el desayuno. Tortillas de Alobuela con mermelada o con queso .
A media mañana recibí la llamada del Sr. Voeller. El es el director académico del high School en la Academia Cotopaxi donde estudia Bernarda. Quería saber de la situación nuestra ya que sabía que tanto María como yo éramos médicos. Me pareció muy amable de su parte. Conversamos también sobre la experiencia de la educación on line. Yo creo que la respuesta de la Academia a

esta situación tan inesperada no ha podido ser mejor. Estuvieron listos inmediatamente para elaborar las conferencias educacionales y las actividades que tendrían que adaptarlas a la educación on line. Pienso que para los estudiantes representa una enorme oportunidad de aprender el sistema y método que probablemente será la norma en el futuro. La educación presencial estará muy limitada.

Aun recuerdo el día qué, de casualidad, pasé frente a la entrada de la academia Cotopaxi. Esto ya hace 13 años. Nos habíamos pasado recientemente al nuevo apartamento en la calle Leonardo Tejada. Todo dentro de la urbanización Lomas de Monteserrín. Quería conocer el parque y sus instalaciones que quedan justo en la parte mas alta de la loma. El parque era muy bonito y en esa época el mantenimiento era perfecto. Surtidores de agua, equipos para ejercicios físicos, canchas impecables y camino para bicicletas. Justamente en el extremo occidental al salir del camino de bicicletas esta la salida de la urbanización para lo cual hay que activar la tarjeta de seguridad. A pocos metros de allí está la Academia Cotopaxi. No hice más que parar mi auto y bajarme emocionado a preguntar sobre los requisitos que necesitaría Bernarda para ser inscrita en ese centro educativo. Para mi era ideal que quedara a tan pocas cuadras de nuestra casa y siempre había escuchado de la calidad de la educación de la Academia . Entró en una lista de espera y ese mismo año ingresó . Tenía apenas 3 años y medio y desde entonces hemos *pertenecido a su comunidad educativa. Creo que es lo mejor que hemos podido hacer por nuestra hija, una educación moderna, totalmente en Inglés, inclusiva, y global. Le quedan apenas dos años para terminar su high school . Como pasa el tiempo .....*

En la noche se dieron los datos de los nuevos casos de COVID. Algo así era de esperarse en el Ecuador . Se redujeron los casos en 2000 ¡¡¡¡ . Según el ministerio de salud había ese número de pruebas repetidas...... Los muertos si subieron en 48

DIA 52

Día de compras en el supermercado. No sé si es la inflación o cada vez compro más o cosas más caras , lo cual procuro no hacerlo pero siempre pago mas de 300 USD . Busco siempre los productos en oferta y las marcas nacionales. Ya casi no compro nada importado a no ser que sea algo que no existiera en el Ecuador . La Nutella definitivamente Bernarda no me perdona que compre el equivalente ecuatoriano. " crema de avellanas con cacao". Espero que no llegue el día en el que no pueda seguir comprando productos así.

Bernarda ha pasado una mañana un poco deprimida y es la primera vez que ha demostrado su malestar de estar encerrada en la casa tantos días. Bueno era de esperarse que algo así sucediera. Se puso a llorar pensando mas que nada en que no puede ver a sus amigas. Está un poco aburrida de las clases sobre todo de su profesora de español . Necesita salir a dar una vuelta, pensé . Fui a ver como estaba mi bicicleta pensando en que de pronto ella podría montarla en el vecindario. Lamentablemente las llantas estaban sin aire como es lógico tanto tiempo sin montarla. La llevé a la gasolinera sin darme cuenta que el adaptador de la válvula de aire no era el común que adapta a la toma de aire de la gosolinera. Necesita de un adaptador especial . Regresé muy desilusionado pero Bernarda no lo tomó tan mal y poco a poco se le ha ido pasando el mal momento. Hace mucho ejercicio en la caminadora , algo de yoga y ejercicios con las mancuernas. Necesita volver a nadar, pensé yo, pero cómo? , no no es posible... Que pena.

A la hora del almuerzo nos reímos mucho . Yo había traído mucha fruta fresca y como era de esperarse María Luisa lavó todas y nos sirvió en la mesa casi todo tipo de fruta. Yo puse una cara de ¿Cómo? Nos vamos a comer toda la fruta de una sola vez? Sobre todo las frutillas, frambuesas, y uvas. Hay que saber administrar la refriiiiiii

Por primera vez los tres nos sentamos en la sala de música. La Berni de verdad que tiene una voz muy bonita, es afinada, y tiene buen ritmo. Ojalá se dedicara a cantar o a tocar más la guitarra. Su profesor le da ánimos y sí da resultados.

DIA 53

Hoy me levanté temprano para bajar al jardín. Que sorpresa encontrarme con que el árbol de higos estaba cargado con cinco frutos, ya maduros . Los recogí inmediatamente y los lleve a la cocina . Mas tarde buscaría que hacer con ellos .

Como es viernes, yo tenía que cocinar . La última vez en el supermercado compré un pollo entero. A María Luisa no le gusta nada que le recuerde el olor a ave hervida. Toda su infancia en la hacienda le servían todo tipo de preparados de pollo y como eran de campo, el olor al desplume le causa náuseas y por ende todo lo que implique un olor típico a pollo. Solo tolera las pechugas pero a la plancha. El resto vomita. Busqué una receta en el libro de comida francesa que me había regalado mi hermana Helena que vive en Francia. Y ahí estaba un pollo preparado en un CRUST DE SAL . Me pareció super interesante y fácil de hacer. El crust o cáscara se lo prepara con una taza de sal en grano , harina de trigo integral, harina de maíz , agua, un huevo y romero fresco. Una vez hecha la masa y estirada en la tabla se coloca el pollo entero encima y se lo cierra herméticamente . Antes se puede colocar un relleno de hierbas en el interior del pollo , y voi lajjjj al horno por hora y media a fuego alto. El pollo empieza a hornearse , sale totalmente cocido y su piel dorada en su propio jugo. Lamentablemente el sabor a pollo no se perdió así que María , no lo disfrutó mucho. Sin embargo valió la pena y si lo repetiría.

En la tarde me comunicó Manuel que uno de los residentes con el que yo había hecho el último turno, había reportado hace tres días enfermedad respiratoria. El examen del COVID le entregaron hoy y resultó ser positivo . El turno lo hicimos hace 9 días. No recuerdo haber estado muy cerca de él durante toda la guardia primero porque en la mañana yo había trabajado sólo con Joseph , en la tarde había cruzado a la cesárea COVID . Ya en la noche los tres residentes habían subido a la residencia a descansar y solamente a primera hora de la mañana del día siguiente en la apendilap entró a ayudarme. Bueno no creo que haya sido en el hospital donde se contagió. Parece ser que su padre esta gravemente enfermo en un hospital del seguro social de la ciudad y esta intubado. Seguramente la enfermedad la adquirió en su casa. Es muy lamentable. Ojalá no se complique. Tiene algunos factores de riesgo,principalmente su obesidad.

Cada día queda más claro que los principales factores de riesgo para complicarse con COVID 19 son: edad extrema, mayores de 60 años, diabetes mellitus, hipertensión arterial, obesidad y ahora último las personas que son del grupo sanguíneo A .

De todas maneras voy a estar atento de algún síntoma . Debo o no entrar en su cerco epidemiológico? Nadie me da una respuesta definitiva.

Hoy se terminó la serie Gran Hotel. Me ha encantado y me la repetiría. Vamos a ver una nueva mañana . CRIMINAL

DIA 54

Lo primero que pensaba hoy era como podría cortarme el cabello a la altura del cuello . No había logrado hacerlo con mi técnica de la rasuradora y la tijera. Así que tuve que pedirle a la Berni que me rasurara el cuello usando una rasuradora eléctrica que usaba María Luisa para depilación. Funcionó bien. Berni ayer le cortó todo el pelo a la Canela con una rasuradora especial, solo para ella, que le habíamos comprado para que José se encargara de esta tarea y así no tendríamos que llevarla cada mes al salón de belleza "canino". Pero nunca logramos usarla , llegó la pandemia.

Hoy día Maria Luisa preparó Raclette. A mi siempre me ha gustado esta receta . Cada cual se prepara lo que quiera sobre la plancha. Verduras, carnes, etc y con el queso raclette derretido sobre una papa cocida, espectacular.

Ya en la tarde bajé al piano y encontré entre las partituras que me había obsequiado mi amigo Andres , el oftalmólogo pianista, una cuyo título se aplicaba a la realidad . Era un pasillo ecuatoriano titulado " Pobre mi país " Me impresionó su titulo y enseguida lo busqué en youtube a ver si alguien lo interpretaba. Solo encontré una versión sinfónica muy bonita. Parece que el pasillo fue compuesto a finales del siglo 19 y no tiene letra. Es netamente *instrumental. Yo enseguida me puse a estudiarlo y luego de unas horas salió . Muy bonito y me di cuenta que desde esa época los autores de pasillos ya ponían muchísimos trinos a los pasillos lo cual es común en los más modernos.*

Nos sentamos a ver la nueva serie pero no nos gustó definitivamente,así que encontramos una americana llamada UNORTHODOX. La historia de una mujer judía perteneciente a un grupo superortodoxo judío en un barrio de Brooklin. Decidió abandonar a su grupo y huir a Alemania en busca de sus raíces Yidish. En nueva York hay muchísimos judíos . Aun recuerdo a Elizabeth la amiga judía de mi abuela que vivía en Manhattan. Mi abuela vivió en Nueva York durante mas de 20 años en la década de los 60 y 70 . Yo era pequeño e íbamos con frecuencia a visitarla en los veranos. Allí conocí a Elizabeth y aprendí mucho de los judíos . Ella era una judía moderna y comía de todo y no llevaba ninguna costumbre diferente a la del resto de americanos. Ella me quería muchísimo y algún día me dijo : tienes que aprender a hacer amigos todos los días, de lo contrario te quedarás solo . Cuanta razón tenía , amigos van amigos vienen...

DIA 55

SEGUNDO DOMINGO DE MAYO DIA DE LA MADRE

Dentro de lo previsto por el gobierno y ya estando en muchas ciudades en semáforo amarillo no se les ocurrió mejor idea que apoyar a aquellos que quisieran ir a donde sus madres a cantarles serenatas. La policía nacional y el ejercito controlarían esta buena acción. Que tal ¡!! Claro, no abrazarle a tu madre en su día era terrible pero ahora hacerlo sería peor para ellas. No entiendo la falta de comprensión de lo que implica un contagio para una persona mayor!! El resultado lo veremos de aquí a tres semanas.

María Luisa también cayó en la tentación de ir a visitarle a mi suegra. Vive cerca de nosotros y supuestamente lo haría con todas las precauciones . Fue con Bernada, puestas obviamente su mascarilla y con la promesa de no acercarse a nadie a menos de 2 metros. Yo no me atreví a irle a saludar a mi madre. Como vivo con riesgo de contagiarme en el hospital no podía ponerle en riesgo a ella. Así que decidí hacerle un video de música al piano . A ella le ha gustado siempre que yo toque el piano y debí empezar con su preferida. Una versión muy especial del "Love Story ". Primero mis saludos con video conferencia y luego el video. Estuvo muy contenta y le prometí darle su regalo cuando todo esto acabe y podamos ir a visitarla. Cuantas madres han muerto en esta pandemia. Y cuantos hijos e hijas llorarán este día su ausencia!!!! Que Dios le siga bendiciendo a la mía.

En la tarde toda la familia Félix había decidido hacer un meeting por zoom con la madre de Maria Luisa , sus nietos , hijos, hijos políticos y su hermano. El Lucho está viviendo aquí en el Ecuador desde Enero. Tiene 92 años y desde que tenía 30 vivió en los Estados Unidos donde llegó a ser un cirujano prestigioso. Nunca se casó y ya jubilado vivió en New Orleans. Venía todos los años a pasar las navidades con la familia y justamente este año decidió quedarse ya aquí en el Ecuador . Debe ser difícil adaptarse luego de haber vivido casi 60 años en un país tan diferente al nuestro. Todos creemos que si se hubiera regresado a New Orleans probablemente hubiera tenido que enfrentar la pandemia en malas condiciones. Él siempre visitaba y pasaba todos los días en uno de esos centros para personas ancianas que justamente son los que más contagiados y mas muertos han tenido. Ha sido una suerte para él el que todo esto le haya cogido estando aquí en su país .

Casos nuevos 450 en Ecuador . La curva se ha aplanado en Guayaquil pero en Quito empieza a elevarse..

DIA 56

Me habían comunicado ayer que tendría que ir hoy al hospital estando de cuarta llamada. Estaba programado en una Colelap a primera hora. El hospital empieza a llenarse con pacientes COVID. Ya tenemos cinco intubados y en hospitalización diez . Al ser un hospital privado no tenemos el impacto que están teniendo los públicos. El nivel de preparación de las autoridades del hospital ha sido excepcional frente a esta epidemia. Todo está muy bien organizado. El personal dispone de todos los equipos de protección personal. No hace falta nada.   Que pena que en los hospitales públicos la realidad sea distinta . Hemos oído que están colapsados sobre todo ahora ya en Quito, y carecen de muchos equipos de protección. Bueno, esto ha sucedido en todo el mundo incluso en países desarrollados. Por más país rico que sea, nunca puedes estar preparado para una situación tan calamitosa como esta pandemia. ¡!!!

Cada vez me siento más seguro con el uso del videolaringoscopio. Es una maravilla . Pienso que de ahora en adelante con epidemia o sin ella voy a seguir intubando con este equipo. La visión de la glotis es perfecta y la intubación incluso en pacientes con predictores de vía aérea difícil resulta ya no tan difícil. El uso del aerosol box sí me causa un poco de dificultad sobre todo el manejo interno de los equipos. Todo debe quedar dentro de la caja en una funda de lo contrario no sirve para nada haberlo usado.

Llegué a la casa temprano.   En la tarde terminamos de ver UNORTHODOX . Buen final aunque prefiero los finales donde la esposa regresa con el esposo y son felices comiendo perdices ....

DIA 57

Esta mañana había quedado en ir a la bodega del hospital para tratar de comprar guantes de manejo de látex. María los necesita para el consultorio. Me sorprendió que el señor de la *bodega estuvo un poco reticente a verdérmelos, según él por que hay escasez y las pocas cajas que tienen están reservadas para el hospital . Afortunadamente volvió a su registro y vió que era un error y que sí me los podía vender. A nivel público se oyen muchísimos caso de corrupción en la adquisición de insumos para los equipos de protección. Todo el mundo hace negociados con las compras hospitalarias. No tienen ninguna vergüenza y lo peor es que juegan con la seguridad del personal hospitalario. Por ahí circulan unas mascarillas N95 de dudosa procedencia.*

En la tarde volví al hospital porque necesitaban una anestesia general para una niña de 1 año con crisis convulsivas. Iban a realizarle una resonancia magnética cerebral con estudio de espectroscopia. Obviamente tenía que anestesiarle ya que de lo contrario podría moverse con una sedación y todo el estudio se tendría que repetir. Lo malo fue que la niña tenía fiebre . En estos días la fiebre se le considera como un signo de infección por COVID así que decidí subirle al quirófano para allí intubarle con todas las medidas de seguridad y luego bajarla al resonador. Creo que hice bien pero realmente es desgastante emocionalmente trabajar con tantas precauciones. Estoy empezando a volverme un poco neurótico.....ojalá pronto lleguen las pruebas rápidas PCR para los pacientes que vienen por emergencia y así poder entrar al quirófano mas tranquilamente.

Tenemos hoy 910 caos más. Total 30419 muertos 2327

DIA 58

Estando de segunda llamada, hoy día he tenido cuatro procedimientos. A primera hora una cistoscopia . Luego un drenaje de absceso rectal. Después del medio día una Endoscopia digestiva alta mas colonoscopia bajo sedación y en la tarde un endolaser ureteral por litiasis . Estoy muy cansado, no tanto por las cirugías sino por tantos protocolos de seguridad que tengo que seguir. Siento un temor inmenso de omitir algún paso importante y llegar a contaminarme. No han sido pacientes COVID pero la presencia de falsos negativos es una realidad y eso me tiene muy tenso el rato de acercarme a alguno de ellos. Se han escuchado tantas historias de colegas en otros hospitales que se han contagiado a pesar de los cuidados . Nuestra terapia se está llenando y en el ambiente se siente preocupación por el nivel al que está llegando la ocupación por COVID.
No me queda más que tranquilizarme y tener confianza en que todas las medidas de seguridad que tomo son las correctas. Voy a descansar pronto ya que mañana estoy te primera llamada. O sea de turno .

DIA 59

Fue una mañana relativamente tranquila con una sola cirugía aunque un poco larga . Una histerectomía laparoscópica que no es muy usual en nuestro hospital. Le convencí a la paciente para hacerle primero un bloqueo espinal con buprenorfina y levobupivacaína hiperbárica y anestesia general. Que pena que por esta situación se han suspendido los chequeos y visitas preanestésicas. Era la oportunidad ideal para explicarles a los pacientes acerca del procedimiento de anestesia y sacarles de cualquier inquietud. Ahora los conocemos un poco antes de pasar al quirófano . Ojalá pudiéramos tener una visita preanestésica con telemedicina. Sería genial......

A las 4 de la tarde y mientras me encontraba con un paciente bajo anestesia general me comunicaron que debía ir a la terapia intensiva COVID para intubar a dos pacientes. Les pedí que me esperaran unos 15 minutos hasta que llegara mi remplazo y poder cruzar. Cuando pude hacerlo, fui bastante tranquilo porque ya había pasado la experiencia de entrar al quirófano hace 15 días. Pero en esta ocasión las cosas fueron muy diferentes. En primer lugar la enfermera que me recibió no fue tan amable y simplemente me entregó el traje para que yo me lo pusiera ya sin ninguna ayuda. Fui llevando desde el quirófano central una adaptación del face shield que yo mismo me ideé para evitar que cualquier aerosol pudiera llegarme a la cara . Simplemente le puse unas extensiones de plástico transparentes tanto hacia los lados como hacia arriba y atrás. Cuando lo probé me pareció que iría muy bien y hasta le bauticé como BURKA COVID . Bueno era la oportunidad de usarlo y así lo hice. El primer paciente me tomó cerca de 15 minutos el hacerlo y no tuve mayor complicación aparte de las molestias consabidas , mucho calor, falta de aire y poca visibilidad. Decidí lo más pronto posible pasar al paciente de la habitación siguiente. Este señor estaba muy consciente y tosía mucho. Yo entré con mi segunda BURKA COVID pero no sé qué pasó que la sensación de falta de aire en esta sala fue realmente insoportable. No solo que no podía respirar sino que sentía que mi corazón latía muy fuertemente . De la desesperación, empecé a sudar tanto que toda la protección externa se empañó totalmente. El paciente estaba ya listo así que no hice más que aguantarme todas las molestias , inducirle el sueño y la relajación muscular. Metí el videolaringoscopio y como no veía nada a través del face Shield me lo tuve que sacar. O hacía eso o simplemente fallaba en la intubación y el paciente se moría. Que angustiante. Solamente me quedé puesto el EPP , las gafas y la N95. No hice más que decirle a la enfermera que el paciente ya estaba intubado y que lo conectara a su ventilador. No sé de donde saque fuerzas para poder salir del cubículo. Creo que si tenía que quedarme un minuto más hubiera tenido yo mismo un ataque al corazón. Logré desinfectarme en la puerta, y cuando me retire el EPP mi traje estaba totalmente empapado como si hubiera entrado a un sauna puesto ropa. Esa es la sensación . Logré llegar a la ducha y mientras me limpiaba empecé a sentir un dolor torácico detrás de los omóplatos. No sé si se debía al estrés que me provocó una contractura muscular o fue un trauma fisiológico pulmonar por hipoxia y retención de CO_2 . Las dos cosas se juntaron y ha sido para mi la experiencia más aterradora a la que he tenido que enfrentarme en todos mis años de anestesiólogo. Estar puesto todos los trajes de protección frente al enemigo y una vez que te lo enfrentas te los tienes que sacar porque no puedes respirar y no ves absolutamente nada.

Pasé toda la noche pensando en todo lo peor. Seguro que me había contagiado ....

Ya en la noche y como si no fuera poco tuve que bajar a anestesiarle a un paciente de 87 años con un abdomen obstructivo por vólvulo de sigma. Tenía el abdomen como un tonel, y obviamente debía manejarlo como estómago lleno. Sus predictores de vía aérea difícil daban el escore mas alto. Estaba hemodinámicamente inestable , y debía invadir su presión arterial y colocarle una vía central . Todo fue bien pero sumado al estrés anterior , terminé la guardia como atropellado por un camión luego de haber corrido una maratón.

Y con las balas del enemigo que rozaban mi cabeza..........

DIA 60

Esta vez al llegar a la casa luego de tan horrible turno, no hice más que meterme directamente en *la ducha y cerrar la puerta del cuarto. No quería acercarme a Maria ni a Bernarda. Por lo menos no esa mañana. He descansado todo el día y luego de meditar sobre lo que tuve que pasar el día anterior, pensé que lo más conveniente es conseguirnos esas escafandras con una fuente de aire fresco. He buscado en internet pero lamentablemente no existen en el Ecuador y traerlas cuesta muchísimo. Todo el equipo sale por 1200 USD y la escafandra es descartable. Así que he pensado que lo mejor que puedo hacer es adaptar una bigotera de oxígeno a la mascarilla N95 . Esto me quitaría la sensación de falta de aire, y me permitiría respirar tranquilamente con la mascara. Claro tengo que buscar un mecanismo para que el sello de protección sobre la cara no se pierda. Creo que resultará fácil hacerlo colocando una cinta de fixomull alrededor del sitio de ingreso. Podría incluso un extremo de la bigotera ponerlo dentro de las gafas . Así funcionaría como desempañador de parabrisas.. Estoy decidido la próxima vez a hacerlo y ya conseguí la autorización del jefe del servicio y de la jefa de enfermeras. Ella me permitirá conectar la bigotera a un tanque de oxígeno pequeño portátil que lo llevaría conmigo. No exagero al decir que si me merezco el infierno , ya lo pagué el día de ayer……. Y no pienso volver a tan terrible penitencia.*

Para relajarme acepté en la noche empezar una nueva serie NETFLIX . Se llama Las chicas del Cable . Es también española . Estará entretenida iiiii

DIA 61

Esta mañana volví a hacer travesuras con mi cabello. No me siento cómodo así que las tijeras, el espejo y la rasuradora volvieron a funcionar. En la tarde empecé a tener un dolor fuerte de cabeza y algo de malestar. Me fui a descansar y eso me ayudó.. Creo que sigo estresado y solo el descanso y la relajación me ayudarán.

Para el almuerzo María Luisa preparó ñoquis que los había comprado la última vez en el supermercado. Realmente eso de ver todos los días que vamos a comer es una tarea bien difícil. No queremos comer todos los días arroz o papa así que los ñoquis quedaron al pelo.

Las chicas del cable resultó tan interesante como el Gran Hotel. Es la historia de la España de antes de la guerra civil cuando los derechos de las mujeres todavía no eran respetados. Uno de los lugares donde se permitía que las mujeres trabajasen con respeto era la central telefónica. De allí el nombre: Las chicas del cable. Vamos a ver como nos va..

DIA 62

Domingo. A pesar de ser un día de descanso decidí pasar la escoba por toda la casa . Creo que mientras barro voy meditando y al final resulta que estoy algo cansado pero más relajado.

Prefiero ir pensando en las pelusas y no más en los pacientes. ...

Estamos pensando como vamos a permitir que José regrese a la casa a trabajar. Yo ya le advertí que cuando le sea permitido volver tendrá que adaptarse a las nuevas necesidades de la casa . La empleada que teníamos renunció apenas empezó la cuarentena y él se quedaría como nuestro único empleado. Obviamente tendrá que hacer mas trabajos dentro de la casa ya que Bernarda está por terminar el año escolar y como no puede ir a nadar , él ya no tiene mucho que hacer. Además está claro que el horario de trabajo lo tenemos que reducir a 20 horas semanales. María está muy asustada de que él venga en bus y nos pueda traer la infección . Yo también temo que eso podría ocurrir, es por eso que le tengo listo un EPP y un face shield . De todas formas el tendrá que venir los primeros días en su auto. Y hay muchas cosas por hacer en el jardín y por fuera de la casa que no necesitará en un principio entrar a la casa.

La mayoría de los países Europeos están ya en el proceso de desescalada. O semaforización como lo decimos aquí. Alemania principalmente ha tenido éxito en la contención del contagio y el famoso R0 esta bajando a valores menores a 1 . Por tanto la incidencia cada vez baja y la epidemia se controla. Italia , Francia y España han tenido logros importantes y también hablan ya de abrir sus ciudades y regiones. Lamentablemente no podemos decir lo mismo en

Ecuador. En general toda Latinoamérica está viendo un incremento acelerado de los casos y de la mortalidad. Brasil ya pasa de los 240000 casos y la mortalidad ha pasado ya los 16000 casos . Advierten que si sigue así se convertirá en el mayor foco de infección en el mundo…. Y su presidente sigue hablando de gripezinha ……

DIA 63

Hoy por la tarde empecé a sentir algo de tos. Desde que tengo reflujo gastroesofágico es común que de vez en cuando tenga tos. No siento fiebre ni malestar así que con la pastilla de omeprazol que me tomé debería ser suficiente y en efecto ya para la noche la tos había desaparecido. Uno de los remedios caseros al que siempre recurro es a la famosa máchica que no es más que harina de cebada tostada y molida. Me ha ido muy bien tomándola diluida siempre en un poco de leche o agua. No le añado nada más . Y con dos cucharaditas es suficiente. Tiene un gran efecto alcalino y sirve muchísimo para el reflujo y la acidez estomacal. La tía Susana ha tomado por mucho tiempo la máchica y ella tiene algunos artículos sobre medicina alternativa donde la alcalinidad de la cebada puede ayudar incluso al tratamiento de algun tipo de cáncer. Siendo sobreviviente por mas de diez años a dos cánceres primarios y sin haber recibido quimioterapia pues no puedo menos que creerle. Seguramente el reflujo me volvió luego de haber desayunado tortillas de trigo tipo burrito mexicano. Aunque solo eran con queso , la grasa y la acidez propia del trigo y la harina no hizo mas que generarme esta terrible molestia. No me he realizado una endoscopia digestiva alta desde hace 15 años. Tampoco una colonoscopia. Va siendo hora de ser responsable y programar para hacérmelas apenas termine el confinamiento.

Llegamos a los 33000 casos!!

DIA 64

He amanecido mejor sin tos. Bajé al jardín y definitivamente es un desastre. El césped ha crecido las últimas dos semanas tanto que ya parece un potrero y no un jardín. No nos queda más que pedirle a José que venga el próximo Martes a cortarlo y las ramas de la hiedra también que han llegado ya a la altura de la cerca eléctrica. Algunas veces he tenido que con un palo tratar de retirarlas porque se activa la alarma o empieza a hacer cortocircuito.

He hecho cuentas y si quiero poder salir este mes sin recurrir a los ahorros , hay que tomar decisiones para bajar costos. He revisado los consumos automáticos de la tarjeta y el único que puedo suspender es el de la televisión por cable. Son 40 dólares mensuales por algo que prácticamente no usamos. Ni Bernarda ni nosotros vemos televisión y si queremos ver alguna noticia con mirar en internet estamos bien informados. En todo caso probaré bajar por unos seis meses al plan más básico y así ya consigo ahorrar algo.

Berni preparó el almuerzo . Fideo a la carbonara que le quedó muy bien. Es fanática de ver Mastchercheff y parece que está dando resultados..

Esta tarde supimos a través del chat de compañeras del colegio de María Luisa que el Dr. Efraín Vela había muerto. Es el padre de una de sus compañeras y también de mi querida colega y amiga Alexandra . El tenía ya seguramente mas de 80 años . No sé si habrá muerto por COVID, y no pienso averiguarlo tampoco. De todas formas le hemos dado el pésame a toda su familia por mensaje . Yo publiqué en la página de la Sociedad de Anestesiología una carta de condolencia personal. No podía dejar de hacerlo. Cuando fui presidente de la sociedad de Anestesiología de Pichincha él siempre tuvo gestos de aprecio hacia mí . El Dr. Vela fue uno de los iniciadores de la Anestesiología como especialidad en el Ecuador . A él le debemos la conformación de la sociedad y fue por muchos años jefe del Posgrado de Anestesiología de la Universidad Central . Un verdadero maestro . Aún recuerdo cuando nos decía: La anestesia puede ser terriblemente fácil pero puede convertirse fácilmente en algo terrible! Y tenía toda la razón . Las nuevas generaciones de anestesiólogos tienen un amplio conocimiento actualizado día a día sobre los temas que más nos preocupan a los anestesiólogos, sobre todo la seguridad del paciente . Los anestesiólogos formados sin Google recibíamos muchos consejos de nuestros maestros y los tomábamos con mucha humildad.

DIA 65

Hoy por la mañana retomé los ejercicios con las mancuernas. No hice más que media hora pero creo que me sentó bien. Bernarda me corrige porque según ella coloco mal los brazos y los codos. Seguramente tiene razón . Debe ser por eso que suelo tener dolor de espalda luego de hacer ejercicios. Nunca he sido deportista y con sudar un poco me siento ya satisfecho. Pedí al Servicio de entrega a domicilio de la farmacia que me trajeran cápsulas de Valeriana y melatonina. Quiero ver si mejoro un poco el sueño. Hay noches que realmente me despierto muy temprano en la madrugada y no puedo volver a dormir. No es la primera vez que tomo esta medicina natural y siempre me ha dado resultado.

Mi madre ha decidido hoy comprarle nuevamente al señor que reparte fruta por su vecindario . Yo me asusté mucho porque ese tipo de comercio es el que más puede transmitir el virus. De todas formas creo que lo que han hecho es correcto. Susana ha puesto un lavacara grande lleno de agua con detergente y ahí es donde el vendedor simplemente ha echado toda la fruta. Me pareció correcto.

Ha transcurrido casi 10 días del día de la madre y ya se están viendo las consecuencias de la irresponsabilidad al salir a abrazar a las abuelitas . Hay un incremento importantísimo de los casos nuevos diarios. Una amiga de mi madre que ha permanecido en cuarentena durante todo ese tiempo acaba de ingresar a la terapia intensiva con franca insuficiencia respiratoria por COVID. Sus hijos decidieron festejarla el día de la madre y de la reunión salieron todos contagiados. Pobre señora.

DIA 66

El auto de mi madre hoy no se prendió. Claro ha pasado mas de dos meses prácticamente sin salir. Bueno por suerte hoy he ido a hacer compras y al dejarle en su casa he aprovechado para con los cables darle arranque . Su auto ya tiene 17 años y ahora que solo lo maneja mi hermana de vez en cuando se lo ve flamante.

He tenido mucho dolor del cuello por lo que decidí tomarme paracetamol e ibuprofeno. Con eso me sentí muy bien. En la tarde Bernarda recibió su nueva consola de juegos para televisión . Nos tomó algún tiempo instalarla. Esto se ha comprado ella con sus ahorros de tantos años de recibir dinero y no gastarlo casi en nada . No me opongo, es su dinero.

María Luisa se cansó del pan casero así que decidió hacer un pedido a Cyrano. Esta panadería realmente tiene una variedad muy buena y creo que valió la pena pedirles las variedades de panes que siempre hemos comprado. El pan sin levadura y croissants son inmejorables....

Casos nuevos hoy 450. Llegamos a 2939 muertos y casi el mismo número de muertes probables por COVID.

DIA 67

Parece que la programación de las cirugías ha comenzado a repuntar en el hospital. Hoy estuve de octava llamada y me pidieron que asistiera a una cirugía no muy compleja. Aproveché para comprar en la oficina de suministros la mascarilla , la bigotera de oxígeno y el humidificador para fabricarme el modelo con el cual podré ingresar la próxima vez al área COVID sin tanta angustia y dificultad. No me costó mucho , todo fueron 10 dólares y compré para dos ocasiones. Tengo ya previsto como colocar los dos extremos de la bigotera de tal forma que queden bien sellados y no permitan el ingreso de aire contaminado. Ya en el quirófano les conté a algunos de mis compañeros. No estuvieron muy seguros de que fuera una buena idea. Ya veremos.

La empleada doméstica de mi madre quiere regresar trabajar a su casa. He logrado convencerle del alto riesgo de que ella vuelva. Tiene que viajar en bus, y cualquier momento puede traer la infección a su casa. Lo mejor para ella es que logre jubilarse ya que tiene 62 años y suficientes años de aporte. Es duro para mi madre porque ella ahora tiene que hacer todas las labores que antes hacia la empleada y para una persona de 86 años realmente resulta duro. Pero no le queda otra alternativa. Le he dicho que debe cocinar más simple pero ella no se acostumbra. No puede vivir sin la sopa y qué sopas !!, las verdaderas de antes .....

En la noche y como la Berni no podía ver la serie ya que está preparando sus últimos exámenes, decidimos ver la película ROMA . Se supone que ganó un oscar a la mejor película extranjera . A mi la verdad me aburrió y no acabamos de verla.

DIA 68

SÁBADO

Amanecí sintiéndome mal . Tengo mialgias y artralgias, sobre todo en el cuello y la espalda. No siento dificultad para respirar ni tos. En el desayuno tomé 1 g de paracetamol y luego de la ducha creí sentirme mejor. Ya en horas de la tarde el malestar volvió e incluso me sentí con febrícula. Y como dice el dicho en casa de herrero cuchillo de palo no tenía con qué tomarme la temperatura. Pero si tomé una decisión. . O lo detengo ya o tendré que en pocos días ir al hospital para hacerme la prueba COVID. Y si da positivo tendré que hacer cuarentena estricta por 14 días. Así que pensé. Si no es COVID ya tiene que pasarme el malestar y si es COVID tengo dos opciones. La primera que sea con síntomas leves y pase y la segunda que termine en el hospital. No pienso esperar a saberlo así que decidí tomar

Nitazoxamida 500 mg . He leído sobre esta droga y tiene un importantísimo efecto sobre el COVID 19 aunque sea in vitro . Ya están estudiando en pacientes. Bueno me dije a mi mismo lo voy a intentar y si me sirve bien, si no, me iré al hospital para las pruebas. Tomé 500 mg y no tuve ninguna reacción negativa. En la noche tome la segunda dosis. Me acosté sintiéndome algo mejor.

DIA 69

En la mañana me sentí muy bien. Volví a tomar la dosis de Nitazoxamida . Después del almuerzo volvió el malestar, aunque leve. Ya no tengo esa sensación de febrícula. Si ya todo pasa pues terminaré la dosis como si fuera un tratamiento para parasitosis, el cual no he tomado en mucho tiempo y aquí en el Ecuador es común tener parásitos así que no me sentará mal.

En el almuerzo decidimos hacer un cebiche de camarón manabita. Vimos la receta en internet y me llamó la atención que tenía poco tomate . Lo típico: cebolla paiteña en juliana, pimiento verde en tiras, jugo de limón abundante, azúcar una chucaradita, los camarones pasados por un hervor casi un kilo, y el agua de los camarones con sal. A esto se le añade aceite, perejil, culantro, y poco tomate picado. No entiendo como puede haber personas que digan que el cebiche peruano es mejor. Yo me quedo mil veces con el ecuatoriano. Nos sentamos en la terraza y recibimos algo de sol mientras disfrutábamos del cebiche.

El Ecuador ya esta en el puesto 22 y Brazil 2

DIA 70

Un día horrible. No por cómo me siento, porque ya no tengo molestias, sino porque María Luisa volvió a discutir sobre la situación del empleado. A veces creo que lo mejor será despedirle. Encontrar un horario que se ajuste a las 4 horas, y que venga tres veces por semana y solo a que pase fuera en el jardín no tiene mucho sentido. He hablado con la jefa de emergencias del hospital y definitivamente tenemos que irnos acostumbrando a la presencia del virus . Lo que importa ahora es que el trabajador doméstico aprenda y entienda las nuevas normas en cuanto a distanciamiento social, uso de mascarilla durante todo el tiempo , el lavado de manos y su desinfección . Por ser la primera vez que ingresaría a la casa, sí conviene que tenga una prueba de RT PCR pero luego ya no. Su viaje en bus es inevitable y debe aprender a no tocarse la cara mientras no se desinfecte al llegar. Veamos qué pasa, tal vez en realidad no nos convenga que se reincorpore al trabajo . Si le despido tengo que indemnizarle y no creo que llegue a ser un monto muy grande. Que sea lo que Dios quiera.

DIA 71

Fui muy temprano al hospital. José llegó como lo acordado 6:30 y pude darle indicaciones de como debe mantener el distanciamiento, lavarse las manos etc etc .   Parecería que es todo lógico pero la verdad muchas cosas no son tan lógicas para alguien que no entiende de virus.   En el hospital solo tuve dos cirugías. Volví a la casa temprano . Ya los ánimos se habían calmado y yo ni siquiera pregunté como había ido todo. Solo ví que en la parte del jardín superior, estaba ya cortado el césped y daba una imagen reconfortante.

En la tarde puse mis últimas fichas en el Puzzle. Cuando haces un rompecabezas siempre sucede que te parece imposible terminarlo. Pero a la final lo logras y la satisfacción es grande.

Este día el Ecuador no presentó estadísticas.

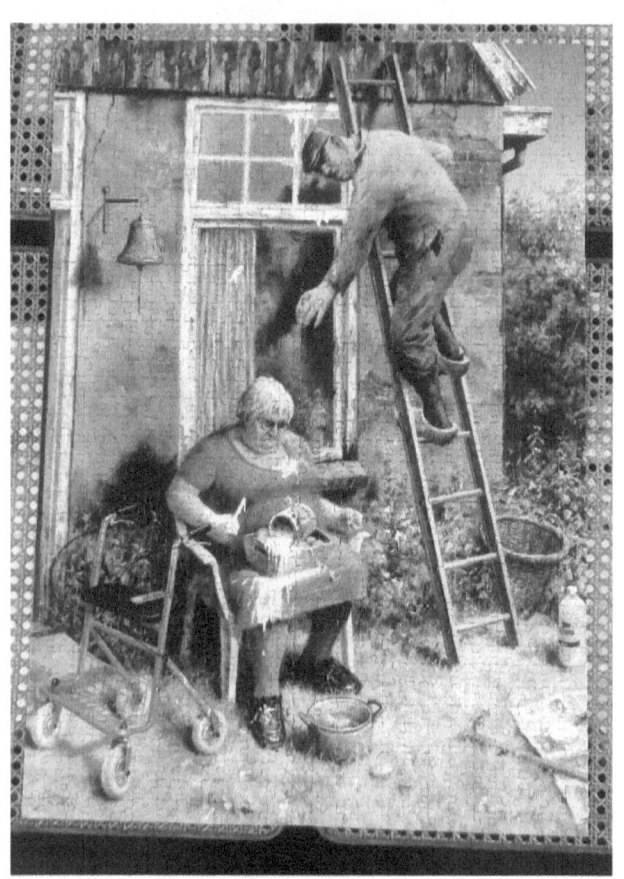

DIA 72

No hubo endoscopias hoy día y en el quirófano tres me programaron la reoperación del paciente de 87 años de la guardia anterior para una revisión. El vólvulo de sigma volvió a presentarse así que ahora van a hacerle la resección. No tuve dificultad mayor la vez pasada en intubarle y en esta ocasión tampoco me resultó muy difícil aunque al introducir la pala del videolaringoscopio sentí que uno de sus premolares superiores se removió de su puesto. Es una de las situaciones mas molestosas para un anestesiólogo y quisieras que nunca te suceda, pero a veces sucede. Bueno lo registré y hablaré con el paciente luego. El estado de esa pieza era muy malo y no es que me justifique pero no siento que le haya hecho un daño mayor . Esa pieza definitivamente tenía que ser removida . Lo grave fue que luego de la inducción el paciente presentó un espasmo bronquial muy importante. Decidí, a pesar de que estaba seguro de que el tubo estaba en su correcta posición, pedirle al cirujano que me permitiera realizarle una radiografía de tórax para estar seguros. En este control todo se veía bien y ya luego de administrarle ventolín inhalado y subirle el CAM del sevofluorane a 1.5 el broncoespasmo había cedido. No fue necesario nada más y al terminar la cirugía el señor de 87 años se despertó muy bien sin enterarse del momento crítico por el que habíamos pasado. Esto es así casi siempre. Los pacientes anestesiados nunca se enteran de los momentos difíciles por los que pasamos nosotros los anestesiólogos durante el transoperatorio. Si lo supieran..... Fue como pilotear un DC3 antiguo al que los motores les faltaba aire y potencia en medio del atlántico en un vuelo de 6 horas. Jaja Cuando aterrizas sientes mucho cansancio y mucho estrés.

Hoy se confirmó que desde la próxima semana Quito pasa al semáforo amarillo..... Veamos que pasa.

DIA 73

Parece que los casos complicados vienen de la mano. Esta vez en la tarde estuve programado en la disectomía lumbar l4 l5 de un paciente de 74 años. Con antecedentes de hipertensión pero controlado bien. A pesar de tratarse de una cirugía programada , por experiencia preferí colocarle una linea arterial para el monitoreo de su presión arterial durante todo el procedimiento. Además le canalicé una vía gruesa en prevención de tener la necesidad de transfundirle sangre. Al ir boca abajo, preferí intubarle con un tubo orotraqueal reforzado y fijado con dos hilos en la arcada dental. Este método nos ha favorecido mucho en la prevención de la extubación accidental que puede ocurrir con el paciente en decúbito prono. Habían transcurrido 2 horas y media sin ninguna novedad y el paciente había estado muy estable, cuando mi residente me llamó la atención por la presencia de un sangrado inusual. En realidad en la succión se veía cerca de 500 cc que no era mucho. Lo llamativo era que presentó este sangrado en menos de 5 minutos. Me acerqué al cirujano a preguntarle y como siempre la típica respuesta: no era de importancia. Mi amigo...., si que lo era. En los siguientes tres minutos sangró 1000 cc más y ya tenía un paciente en shock hipovolémico con 50 /30 de presión . Afortunadamente contaba en la hemoteca con 2 paquetes globulares de sangre que logré empezarle a transfundir por una nueva vía gruesa que había logrado canalizarle en el brazo izquierdo. Al ver que la hemorragia continuaba y al tener la respuesta del cirujano que probablemente se trataba de una arteriola y no de la aorta (obvio que no , si era la aorta no hubiera tenido tiempo ni para preguntarle¡¡) pues di la voz de alarma para que vinieran a ayudarme. El paciente en menos de 5 minutos ya había sangrado casi 3000 cc y si no actuaba inmediatamente el resultado era una parada cardíaca inminente. Vinieron mis dos colegas que estaban en las salas conjuntas y pudimos instalarle otra vía mas gruesa y también una bomba de infusión de noradrenalina lo cual nos ayudó para mantener el gasto cardíaco que ya había caído a tal punto que empezaron a presentarse complejos anchos en el QRS. Afortunadamente el cirujano tomo la decisión de colocarle una especie de taponamiento junto al sitio quirúrgico y contra el hueso de la vertebra. Esto nos permitió recuperar al paciente . Nunca supimos el sitio exacto de la hemorragia pero con ese taponamiento dejó de sangrar. Estuvo a punto de ser una tragedia. Otra vez se demostró que la prevención y el trabajo en equipo son la base para salir de estas emergencias. Cuando llegó el paciente a la UCI, despierto, otra vez tenía a un paciente que podía haber muerto y que no se enteraba para nada de lo que había pasado......

Cifras COVID mas de 38000 casos

DIA 74

Nuevamente de turno. Aproveché que a primera hora no tenía cirugía programada para poder saludarle a mi hermana Susana quién cumplía 59 años. Ella ha sido de gran apoyo para mi madre . Al vivir en el departamento debajo de ella ha sido quién ha podido velar por su bienestar.
He tenido algunas cirugías, unas programadas otras de emergencias. Por suerte no he tenido que cruzar a intubar a ningún paciente COVID y eso ya es lo mejor que me haya podido pasar. Luego de la experiencia aterradora de la última vez . Estoy empezando a sentir algo de alergia al colocarme la máscara facial N95 . Siento que la nariz se me congestiona al poco tiempo de ponérmela así que voy a tratar de buscar otra alternativa porque realmente me resulta muy incómodo. Creo que es porque la capa interna tiende a sacar una especie de pelusa muy fina y con la exposición ya crónica he llegado a desarrollar alergia. Tuve que tomarme una pastilla de loratadina y eso me alivió.

DIA 75

Como nunca antes y a pesar de haber regresado del turno muy cansado me convencieron para sentarnos a ver la serie de Las chicas del cable temprano en la mañana. Bueno en realidad eran las 10 am. La Canela se quedó fuera y nos veía a través del vidrio de la puerta que da al jardín posterior. Notamos algo extraño en su comportamiento. Parecía que buscaba algo debajo de las sillas y sillones que están en la sala de la terraza contigua. Bueno yo era el encargado obviamente de ir a ver de que se trataba y sospechando ya que podría ser algún animal. María Luisa pensó que era una culebra de jardín. La Berni juraba haber visto una rata. Yo con el palo subido sobre la silla demostrando valentía pero seguro de que no iba mas que a salir corriendo apenas viera algo. No encontramos nada pero Canela seguía con su hocico ahora enterrado en un hueco en la mitad del jardín. Era evidente que se trataba de la entrada de una madriguera. Que horror¡¡¡¡

DIA 76

Al ser Domingo hoy no vendría el técnico de la empresa de control de plagas. Tendríamos que esperar hasta mañana . Lo único que se me ocurrió fue ponerle en el hueco de entrada y en el otro de salida unos pedazos de piedra lo suficientemente grandes y apretados como para que no pueda salir la rata . Espero que sirva de algo .

Hace 6 días ocurrió en los Estados Unidos un hecho que realmente ha conmovido a todo el mundo y que hoy día ha llegado a ocasionar levantamientos sociales en prácticamente todas las ciudades grandes y pobladas ese país. El asesinato, porque no se lo puede llamar de otra manera, de un ciudadano negro en Mineapolis Minesota por parte de un policía, quien le colocó su rodilla sobre su cuello presionándole contra el pavimento durante nueve minutos. Todo esto fue filmado y todo el mundo pudo ver como el hombre suplicaba que le soltaran mientras decía I CAN NOT BREATHE, y los policías involucrados no reaccionaban a su pedido. Que inhumanos¡¡¡¡¡. No sé si Floyd era un buen ciudadano pero no es posible que en pleno siglo 21 se apliquen técnicas inhumanas para inmovilizar a una persona y que llegue a causarle la muerte. Los Estados Unidos viven su peor momento como nación. No tienen rumbo y la presencia del presidente Trump no ha hecho más que agravar el racismo que está tan arraigado sobre todo en los segmentos de clase baja e inculta. La últimas veces que hemos ido de turismo a los Estados Unidos, sí hemos sido víctimas de algún tipo de racismo. Recuerdo hace 10 años en el invierno del 2010, fuimos a visitar la ciudad de Nueva York. Queríamos que Bernarda viera y sintiera la nieve y como en la ciudad a pesar de hacer mucho frío no había nevado todavía, decidimos rentar un auto e irnos a las montañas a dos horas de la gran ciudad. Llegamos a un pueblo llamado Hunter. El típico pueblo americano donde todos son WASP (white anglosaxon protestant) . Seguramente no tenía mas de 5000 habitantes y se veía a lo lejos una pista de ski. Todo estaba cerrado por el intenso frío. Doce grados bajo cero. Logramos encontrar un parqueadero junto a la iglesia y la biblioteca que también estaban cerradas. La nieve cubría todo el lugar así que nos bajamos del auto. Fue una experiencia única para la Berni. Ella saltaba , gritaba y revoloteaba sobre la nieve. Claro no nos imaginamos que nuestras expresiones ruidosas de emoción alterarían la tranquilidad propia de un pueblo no acostumbrado al bullicio y peor en el invierno. Empezaron a repicar las campanas de la iglesia como dando una señal de alarma a todo el pueblo. A una distancia de una cuadra se acercó un auto y pude ver que su conductor nos miraba a través de unos binoculares. Le dije a María : mejor nos vamos¡¡. Hacía tanto frío y sin estar muy conscientes de la situación llegamos a una cafetería que era el único negocio abierto. La señora que atendía tenía la mirada de pocos amigos y una apariencia de esas mujeres malas de las películas de terror. Cuando me acerqué a pedirle café con galletas me contestó de tan mala manera que ahí no supe mas que reaccionar ante su poca amabilidad . No podía permitir que nos tratara así. Al darse cuenta de que nosotros no éramos unos latinos más sino turistas trató de cambiar su actitud pero ya era demasiado tarde . Le amenacé con presentar una queja en la oficina de turismo del estado de Nueva York . Lo que mas le hizo reaccionar fue cuando me oyó hablar en un buen Ingles y que le decía que si ella alguna vez en su vida había salido de turismo fuera de los Estados Unidos y que si le gustaría que la trataran así¡¡ . Nos sentamos en una mesa y lo más pronto salimos de ese lugar tan lúgubre. Nos subimos al auto y al poco tiempo me di cuenta que otro auto nos seguía y nos escoltó todo el camino hasta que llegamos a la autopista principal que nos conduciría a Nueva York. Increíble. Apenas a dos horas de Nueva York, una ciudad cosmopolita donde conviven gentes de todo el mundo te topas con pueblos de gente racista y que odian a todo lo que no se parece a su imagen anglosajona. Hay que pensar bien antes de visitar estos pueblos pequeños.....

DIA 77

Todo el Ecuador amaneció hoy en semáforo amarillo. Excepto Quito que lo hará en tres días. No sé en que cambia un par de días más. Me queda la duda de si es o no el momento correcto de bajar la guardia. Se escucha ya que en Quito los casos están multiplicándose vertiginosamente aunque en Guayaquil la curva esta descendiendo. Pero por otro lado también soy consciente de que las personas pobres y que viven de la economía informal no pueden pasar un día más sin salir a conseguir algún ingreso. Ellos ya lo dicen, preferimos morir de COVID Y NO DE HAMBRE.
Al ser el primer día del mes de Junio me comunicaron que tendría un nuevo residente en la rotación de anestesia del posgrado de cirugía

máximo facial . Realmente Joseph ha sido un apoyo enorme en estos meses tan difíciles. Que pena no haber logrado enseñarle muchas más cosas de anestesia por las limitaciones obvias de la programación quirúrgica debido a la pandemia. Sin embargo me quedo contento ya que le ayudé a elaborar unas guías de anestesia en cirugía maxilofacial en pacientes COVID. Ojalá logre publicarlas.

Bernarda me pidió que le ayudara en su último trabajo de su clase de historia. Tenía que hacer un video sobre Laurence de Arabia. Se disfrazó con mi mandil blanco y una sábana sobre su cabeza. Quedó muy bien.

Pasamos ya de los 39000 casos

DIA 78

Ultimo día en semáforo amarillo. Mañana rige un nuevo esquema de movilización para los autos. Como nuestros autos terminan en número impar solo podremos movilizarnos lunes, miércoles y viernes. Claro con mi carnet de médico puedo salir cuando yo quiera.

José logró cortar todo el césped . El técnico de control de roedores había roseado con un líquido raticida todos los lugares donde podría estar la rata. De todas formas José decidió explorar ese hueco y para sorpresa y asco de todos, la rata estaba todavía viva en su madriguera. De un palazo por suerte José le pudo matar. Que sensación más asquerosa verle ya muerta sobre la pala . Lo importante, nos libramos de semejante invasión. ¡¡¡¡

Ya pasado el susto, María Luisa decidió hacer una receta ecuatoriana típica . No, no, no, nada con carne de rata .... No somos chinos. Tenía previsto hacer una cazuela de pescado al estilo manabita. Y le quedó muy bien. Necesitó que yo le ayudara tostando maní y pelándolo. Se necesita plátano verde cocinado y majado o aplastado, cebolla, ajo , culantro y lo más importante el maní , los camarones y el pescado también cocinados. Se cubre todo con una capa de plátano verde ya cocinado y se lo mete al horno 30 minutos a fuego alto. Una delicia ecuatoriana.

En la tarde recibí una llamada del Director académico de la alianza francesa. Bernarda había hecho su primer nivel de Francés justo hasta el inicio de la cuarentena. Ahora el director habló con ella y le convenció de que se inscribiera en el curso online. Estuvo entusiasmada y como ya vienen las vacaciones y no pensamos todavía salir ya tendrá algo en que entretenerse

Superados los 40000 casos

DIA 79

Primer día del semáforo amarillo y fue el peor de toda la epidemia sobre todo en Quito. Las imágenes en las calles daban la razón a los epidemiólogos. Es demasiado temprano para abrir la ciudad. Gentes caminando sin protección, buses casi llenos, a las diez de la mañana parecía que no estuviéramos en epidemia. Las consecuencias las veremos de aquí a 15 días.

Hoy encontré la partitura de una sonata de Beethoven que mi profesor de música en Alkmaar insistía que debo tocar pensando en imágenes de mi entorno. Monos comiendo plátanos me dijo ..... El señor Vooren era minusválido y gracias a su franqueza decidí estudiar medicina . Beethoven debe ser interpretado por gente de cultura anglosajona me dijo y creo que tenía razón. No puedo acusarle de racista . Las diferencias culturales son evidentes y tenemos que vivir aceptando esas diferencias. Parte del problema en los Estados Unidos es esto : pretender ser mejores a otros por el hecho de pensar diferente y expresar diferente sus sentimientos que en el fondo son los mismos . Y por el otro lado creer que esos que piensan así son malos por decirnos que somos diferentes. Por esto es que la violencia en las ciudades americanas está creciendo de manera descontrolada. Muchas ciudades han amanecido en toque de queda ya que anoche han presentado incendios provocados y vandalismos, saqueos, y toda una serie de actos de violencia.

DIA 80

ES JUEVES 4 DE JUNIO 2020
María había hablado con un peluquero Venezolano para que viniera a cortarnos el pelo a

los tres. Vino y fue de gran alivio. María se tiño también.

Tuvimos una mala sorpresa al sacar de una funda de fréjoles que queríamos preparar para el almuerzo. No sé si fue por que estaban mal almacenados pero la funda estaba llena de gorgojos. Que asco¡¡¡ tuvimos que botar y vaciar toda la alacena . Por suerte solo estaban en esa funda.

Hoy mis amigos de Holanda celebraron 60 años de casados. Logré enviarles una postal con un collage de fotos nuestras a través de una empresa holandesa . Estuvieron muy contentos de recibir mi saludo. Ellos no pudieron festejar como se acostumbra allá en un hotel con una fiesta donde asisten todos las parientes . Por la restricción tuvieron que conformarse con la visita de sus hijos y sus nietos. Sjef y Greet Van Iersel fueron mis padres en el intercambio AFS en el año 1983 1984 . No he perdido el contacto con ellos. Me alegro que hayan salido bien de la epidemia en Holanda que también ha cobrado muchísimas víctimas sobre todo en los viejitos que viven en los asilos, lo cual es tan común en ese país.

Han transcurrido ya 80 días desde que se declaró la cuarentena. Ochenta días que han hecho que el mundo se haya dado la vuelta y esté al revés.... Han muerto muchísimas personas en el mundo y otras más han enfermado. He tenido que atender a pacientes muy enfermos con el altísimo riesgo de contagiarme. Gracias a unas medidas estrictas hasta hoy he logrado esquivar al virus y no traerlo a mi casa. He vivido encerrado en el mundo del hospital y mi casa y he visto como el mundo se ha paralizado. Lo que venga que lo cuenten otros ....

30 DE JUNIO 2020

Ha pasado ya casi un mes desde que dejé de escribir el diario y por fin he terminado de escribir este testimonio. Estamos ya en verano y ha dejado de llover. La ciudad ha permanecido en semáforo amarillo. Y los trabajadores públicos han vuelto a su trabajo. En el hospital las cirugías programadas han aumentado pero sigo trabajando a medio tiempo es decir ocho de trabajo y siete de descanso. Bernarda ya está de vacaciones y todavía no ha salido de la casa. Se ha dedicado a sus clases de guitarra, canto y francés.

Como era de esperarse ya hemos tenido colegas médicos de nuestro hospital que han sido contagiados por COVID. Uno de ellos incluso está hoy en la UCI intubado y su pronóstico es reservado.

María Luisa ha logrado fortalecer su consulta vía online y sus proyectos de la universidad van bien. Creo que es una buena alternativa dedicarse a la docencia en estos tiempos.

Gracias a Dios nadie en la familia ha caído enfermo.

Hemos aprendido a vivir el día a día, en familia, y no nos ha faltado salir para nada para estar bien. Hemos descubierto lugares en nuestra casa por los cuales nunca habíamos pasado, la sala de música, el patio trasero, el jardín, las terrazas. He descubierto que mi hija tiene habilidades, fantasías , sueños y malos momentos. Antes solo la veía dos veces por semana y muchas veces ya dormida. Y todo estaba bien ¡¡¡ He compartido con María decisiones simples, domésticas y otras graves e importantes. Antes simplemente se me comunicaba y yo asentía. Era feliz pensando en que seguro era lo correcto. Creo que hay mucho que agradecerle a esta pandemia y una de esas cosas es el habernos hecho caer en cuenta de todo lo bueno y maravilloso que tenemos y que lo que no teníamos o hemos dejado de tener no importa para ser felices.

No sé todavía en que terminará todo esto. Lo más probable es que la epidemia siga su curso y algún momento termine. En Ecuador hemos llegado ya a los 56432 casos y 4527 muertos aunque se presume que mas de 15000 muertes pueden ser atribuibles al COVID sobre todo las ocurridas entre abril y mayo y no estén registradas como tales por no haber tenido la prueba positiva. Latinoamérica ahora es el epicentro de la pandemia , principalmente Brasil, Chile, Perú, y México. Hay nuevos núcleos aislados en Alemania y China. Hemos llegado a la conclusión de que el virus ha ido ganando la batalla y mientras no contemos con una vacuna probada las infecciones continuarán en todo el mundo. Hay algunos países que ya tienen muy *avanzado el tema de la vacuna pero lamentablemente hasta que llegue al Ecuador tomará creo yo por lo menos dos años. Todo este tiempo no nos queda más que cuidarnos y evitar contagiarnos. Lo más probable es que algún momento nos vamos a contagiar , por más medidas de precaución que tengamos. Lo importante es evitar una carga viral elevada al contagio lo que permita al organismo reaccionar de mejor forma y obtener una inmunidad adecuada. Es necesario mantenerse saludables con una alimentación sana y rica en proteínas para mejorar tu inmunidad natural, vitaminas, ejercicio físico adecuado y un estado anímico elevado.*

Creo que si comparamos la epidemia de 1918 con la actual podemos darnos cuenta de los grandes avances que ha tenido la medicina en un siglo. Entonces los médicos no conocían de la existencia de los virus y la gripe española no era más que un mal aire transmitido por la respiración. Vemos que entonces las medidas de prevención fueron prácticamente la mismas, mascarillas y aislamiento. Sin embargo ahora conocemos mas el tipo de mascarilla y la distancia necesaria para evitar el contagio. En 1918 no sabían acerca de la ventilación mecánica controlada y los conocimientos farmacológicos todavía eran escasos. No había UCI y no habían técnicas de intubación. Pienso que esta epidemia es tan grande como la de 1918 y si no hemos llegado a los 40 millones de muertos es justamente porque los avances en todos los campos de la medicina han sido espectaculares. Pero también hubiéramos tenido menos muertos si contáramos con un mayor número de terapias intensivas y un mayor numero de ventiladores. Así como con un mayor número de médicos y enfermeras especialistas que pudieran manejar a estos pacientes.

Esta crisis ha puesto a prueba a la medicina basada en la evidencia. Tanto los médicos chinos, como europeos y los americanos han tenido que plantearse la necesidad de probar tratamientos, simplemente basándose en alguna pequeña probabilidad, en alguna experiencia anecdótica e incluso en la suerte. Y aquí una reflexión. Esto ha hecho que los médicos volvamos a ser humildes y comprendamos nuestras limitaciones¡ Y siendo así, el hecho de intentar un tratamiento, simplemente armados de fe en que pueda funcionar, y sin ninguna otra evidencia, carece de legitimidad? No lo creo. El médico no solo es un científico. Es un ser que transmite compasión a sus pacientes y una simple sonrisa o un simple apretón de manos puede ser de alivio para un ser que sufre y que ve su muerte inminente. La medicina basada en la evidencia es el camino correcto pero quien recorre ese camino debe ser un ser íntegro, caritativo, compasivo, bondadoso y lleno de fe.

Lo que si ha llegado a ser evidente es que en algunos países europeos se tomaron decisiones durísimas frente a casos de pacientes seniles. En otras palabras tuvieron que decidir quien vivía y quien no. Y aquí viene otro análisis médico ético. ¿Cuál es el límite de la atención médica?. Hasta dónde los médicos debemos luchar por mantener la vida de un paciente? . Y hasta dónde un ser humano tiene derecho a pretender vivir sin importarle el costo que esa longevidad significa? En otras palabras, los seres humanos quisiéramos ser eternos indudablemente y no creo que haya un solo ser humano que rechazara la posibilidad de vivir mas y mejor. Pero eso haría que la sobrepoblación humana en el planeta fuera inmanejable y vendrían luchas entre grupos etarios que hasta ahora no han ocurrido. A qué edad debo jubilarme? si la ciencia médica me va a garantizar vivir hasta los cien años o más y con un buen estado de saludį. ¿A los 65?. Y quién va a pagar todos esos años que voy a cobrar mi jubilación. Me alcanza con lo que aporté en los años de mi juventud?. Son muchas preguntas que yo me las hago, y que seguramente muchos colegas en esta crisis se la han planteado, frente a un paciente anciano , en franca insuficiencia respiratoria y que vive abandonado en un asilo y que nunca o casi nunca es visitado por sus "seres queridos". Hasta dónde llegar? Bueno, no soy nadie para poner valores éticos a las acciones médicas. No me cabe duda de que hay países donde sus investigadores seguramente conocen ya métodos y técnicas que prolonguen la vida de un individuo, tanto en años como en calidad de años. No podemos ser ingenuos en creer que todo ese conocimiento va a ser transmitido a toda la humanidad. Eso quedará para ciertas élites de ciertos países. Siendo así , tal vez ésta sea la última pandemia que llegue a tratar por igual a todos los seres humanos. La próxima nos tomará ya clasificados en seres humanos normales y los de una superraza, longeva , inmune y poderosa. Si no, pregúntenle al señor de las computadoras .

Tengo miedo. Esa es la palabra , miedo de infectarme, enfermarme y morir. Valoro ahora más la vida mía y la de los demás. Doy gracias de poder ayudar a los pacientes gravemente enfermos , lo que me ha permitido entender mejor mi vocación como médico. Sé que la humanidad saldrá fortalecida y que los cambios que han surgido en este mundo en apenas 6 meses serán para bien de todos. Espero que estemos aprendiendo la lección. Cuidar el planeta que es el único que tenemos y cuidar a todos los seres humanos que como dije al principio del libro, resultamos todos ser iguales. Queremos, amamos, lloramos, odiamos, sufrimos, reímos, gozamos , tememos y luchamos. Y si todo esto lo he hecho a plenitud , a MI MANERA pues , no importará morir........

Quito , 1 de Julio 2020